CARE
Good Care ,
Good Living

CARE
Good Care ,
Good Living

CARE
Good Care ,
Good Living

CARE

Good Care ,
Good Living

CARE
Good Care ,
Good Living

care 26

是老化還是疾病

作　　者：劉建良
插　　畫：小瓶仔
責任編輯：劉鈴慧
美術設計：張士勇
校　　對：陳佩伶
法律顧問：全理法律事務所董安丹律師
出 版 者：大塊文化出版股份有限公司
台北市10550南京東路四段25號11樓
www.locuspublishing.com
服務專線：0800-006-689
電　　話：(02) 8712-3898 / 傳真：(02) 8712-3897
郵撥帳號：18955675　戶名：大塊文化出版股份有限公司
版權所有　翻印必究

總 經 銷：大和書報圖書股份有限公司
地　　址：新北市新莊區五工五路2號
電　　話：(02) 89902588 (代表號) / 傳真：(02) 22901658
製　　版：瑞豐實業股份有限公司
二版一刷：2016年6月
定　　價：新台幣380元
ISBN：978-986-213-702-4
Printed in Taiwan

是老化還是疾病

作者：劉建良

很多用心呵護長輩的家屬
都想知道該怎麼做
才可以把家裡的老人家照顧得更好

他們不只認真與就診醫師討論
了解相關資訊
還仔細做紀錄
當老人家健康狀況越來越穩定
家屬照顧相對也越來越有心得

這對步入高齡化社會而言
該會是人人都樂於學習的生活知識
因為總有一天
你我大家都用得到

目錄

老年的艱苦
主要來自對老年的準備不足

臺大社工系兼任講師／前臺北榮總社工室主任
李開敏

　　美國有一位知名的老人學專家，曾經說了一句一針見血的話，他說：「老年的艱苦，主要來自於對老年的準備不足！」

　　劉醫師有此洞見，要我們提早做準備，這本《是老化還是疾病》，就是從劉醫師豐富的臨床經驗中，萃取的精華；從預防的觀點，希望提升我們對老年重大疾病辨識的能力，也把健康管理、健康維護的責任，交在病人家屬的手中，鼓勵我們為自己的健康把關，成為自己最好的照顧者。上醫醫未病，感恩劉醫師的用心良苦，把知的權利交還給我們，對中老年甚至青壯的普羅大眾，這都是一本友善，實用的手冊！

　　99 年底。家母有一次出門下車時，意外跌坐路邊，被扶起來以後，左肩就韌帶拉傷，整個左手從手

背一直往上都腫得很嚴重，疼痛不堪，當時影響睡眠，晚上最長只能睡 14 分鐘，整天坐立難安，躺下去又要起來，起來又要躺下去，更因為疼痛常用攻擊行為傷到或嚇到我們，如廁時要三個人攙扶，打類固醇只有幾天消腫短效，很快又回到原狀。

　　當時全家愁雲慘霧，全時看護很辛苦，整晚不得眠，得了胃潰瘍及皮膚過敏，媽媽做復健也不合作，常大叫大鬧，連美國的姐姐們都輪流回來分擔照顧。在走投無路時，我想到比較熟悉的北榮安寧團隊，因為他們對於疼痛控制很內行，經介紹，轉介到當時在老人醫學科的劉建良醫師。

　　記得第一次劉醫師來到病房，笑容可掬，整整花了一個多小時，直接和失智的媽媽詳細問診，讓媽媽起身走路，了解媽媽的生活起居習慣等，細膩真誠的關懷，讓病人和家屬很快產生信任感。清楚的衛教，也給無助的我們很明確的方向來加強照顧，果然在兩天內，媽媽的疼痛、睡眠問題就完全改善了，整個家庭長期照護的疲累緊繃，得到了舒緩。

　　出院時，我以自己在醫學中心社會工作 13 年的經

驗，感念劉醫師視病猶親的態度，以及他的醫德醫術，都值得作為一個良好醫病互動的典範，所以真心的以整個家族的立場，寫了一封感謝函呈給院方。

　　從那時起，媽媽就定期在劉醫師的門診追蹤，後來劉醫師去和平醫院，我們也跟著轉去和平院區。失智的媽媽有時不記得我們，但是對劉醫師，她總是有印象，和善的回應，甚至有一次要把她漂亮的拐杖送給劉醫師，所以病人心靈的眼睛是雪亮的，真心關懷就是他們最好的良藥！雖然失智患者認知行為受損，但是感受能力不但未退化，甚至更敏銳。

　　101 年 5 月，93 歲的老母親，又有一次在車上從輪椅摔下來，右肩著地，造成骨頭移位骨折，韌帶拉傷，整個手臂都瘀血變成紫色，劇痛無法抬動右手，當時去劉醫師的門診，醫師仍是笑容可掬跟媽媽說了幾句重要的話：「奶奶，你好厲害喔，還有在笑，可見沒有很痛喔！還好你沒有撞到頭或者眼睛，要不然就麻煩了！」接著劉醫師更可愛的說：「奶奶，不用擔心，上次您傷的是左肩,這次是右肩，所以很有經驗，會恢復得很快！」

　　站在一旁的我，感受到劉醫師是這麼輕鬆和正向的看待病痛，無意間也讓病人及家屬無奈緊繃的心情鬆弛了下來，當時我已經有在追隨明師修行，知道整個意外是重業輕償，因為慈悲的師父是如此保護著依教奉行的弟子及家人。但從醫師的口中，我更得到證實，醫師說：「因年高不能手術或復健，就綁手肩帶稍做固定，讓傷不致惡化就可以。」

　　6 周後回診，X 光顯示奇蹟式地大幅度復位，劉醫師連連稱奇說：「這不是醫師醫的，是菩薩醫的。」吃長素的劉醫師，虔敬的神情猶歷歷在目。當時我有把媽媽抄寫的幾句師父的開示，如「心安心定」，「佛心印心」等，帶給劉醫師看，也請媽媽朗讀，劉醫師覺得很讚，也鼓勵我說我能夠把修行融合在生活中，是很好的實踐！

　　去年 12 月 19 日，媽媽在家摔跤，雖然叫痛，但感覺不是那麼劇烈，只有躺下去才叫，所以一直以為只是肌肉拉傷，約十天後掛了劉醫師的診，X 光照出T11-12 壓迫性骨折，醫師緊急爭取照核磁共振設影，並積極轉介放射線的方鶯珍主任，進行椎體後凸成形

術(灌骨泥),告知這樣才能有效止痛。

　　劉醫師如書中所言,運用團隊合作高效能的診斷轉介處置,灌骨泥當天一早,劉醫師趕來治療室看媽媽,還提到前兩次肩胛骨傷得醫治的神蹟,覺得不可思議! 12月31日,進行治療的時候,老母親年高無法全身麻醉,趴在手術台上很躁動,我陪同在治療間,大聲唱佛曲「點亮心燈 佛心印心」給媽媽聽,大聲恭讀師父的法偈和三聖教,讀到第二條媽媽就睡著了。一個多小時,終於完成灌骨泥,術後媽媽的疼痛速減,第二天就順利出院。

　　其實,當時媽媽側睡出現兩個褥瘡,加上痔瘡便秘等問題,複雜的病況在兩位醫師通力合作,及劉醫師的指導衛教下,又過關一次。術後劉主任檢查,因兩周活動減少腳無力,囑咐要慢慢練站坐的姿勢,感恩媽媽一路貴人多助,兩周後回到失智中心,恢復一周兩天的固定活動。

　　劉醫師的書要出第二版了,讀其書如見其人,七年來,劉醫師持續的在行醫中體現他的信念,一位始終如一、視病猶親、經驗豐富的醫師,是那麼實際的

從病人家屬立場著想，同理病老之苦，深入淺出的善盡醫師之責。

　　記得幾年前，我去澳洲開安寧照顧亞太國際會議時，他們介紹一個名詞，就是勉勵大家不要做醫療的文盲，在強調醫療權威，醫病間關係尚處在不對等狀態環境中，我願以一個家屬及多年教授醫療社工的同儕立場，榮幸以此序訴說：

　　我珍惜劉醫師的努力，感恩台灣有這樣的典範，實踐關懷、疼惜老人的醫療！

活躍老化，必須先了解
什麼是「老」

國立教育電臺「銀髮新視界」節目製作主持人
郭念洛

不管您不怎麼喜歡談年紀，但明天肯定比今天更老，我們誰也無法否認。

隨著年紀增加，身體感官及臟腑的退化，讓我們不得不去面對老化的到來。八年前教育部啟動「樂齡學堂」專案計畫，有幸於國立教育廣播電臺開闢「銀髮新視界」節目，專門針對即將邁入或已經是銀髮族的長輩朋友，規劃「認識老」、「關照老」及「延緩老」相關的身心靈議題，打破以往「老而無用」的觀念，嘗試找到「活躍老化」的方法。

可是，我們都還沒有「老」的經驗，又如何與長輩談「老」是怎麼一回事？

幸運地，曾經擔任過臨床護理人員的我，加上家中有多位高齡長輩，因此能在護理與家屬兩個觀點來

記錄「老化」可能帶來的身、心、靈與家庭、社會問題，並提出「銀髮族無接縫需求」，裡面包含食、醫、住、行、遊、購物、娛樂等，從心理、生理及社會環境來逐一探索。過程很難簡單詳述，但很肯定的是，光有進步的醫療以及完善的社會福利還不行，其中最重要的部分，就是建良主任所提到的，對於老化相關問題與疾病，我們越是多點認識，越能夠正向的面對老化，並與醫療團隊共同配合，無論是病人、家屬或社會才能減少負擔。

　　很開心在「關照老朋友」的路上，能有建良主任專業的陪伴與細心的解析，尤其在「感官退化」可能帶來的身心問題上，真心希望朋友們好好的閱讀這本書，無論您幾歲，因為我常把感官形容是個「通道」，如果這通道不通或損壞，那麼您想要「活躍老化」的機制就會受到影響，期望這本帶著濃濃「關愛」的好書，能讓您跟著建良主任一起，來關心我們的老朋友。

了解老化、疾病 如何與醫療團隊合作

劉建良 / 自序

　　第一版《是老化還是疾病》出版至今三年多，得到的迴響出乎預期，平常門診來不及說清楚的觀念，因為閱讀這本書，病人和家屬越來越了解自己或家人的身體，多了同理少了誤解後，有些家屬甚至想到更多照顧的好點子，讓老人家在退化的過程舒服點，這些是我當初意想不到的。

　　出版後在圖書館的巡迴演講中，也曾碰到讀者激動的說「我父親死了好多年，但到今天我才知道他過世前那些奇怪的行為可能是失智症導致的，我一直不能諒解他當初做的那些事，現在終於釋懷了。」

　　還有一個讀者是七十幾歲的老先生，聽完演講後回家每天練習我建議的運動，一段時間後，他找到我的門診，回報自己的體能狀況進步很多。

　　他們的回饋讓我感覺自己走在一條對的路上，但這條路具體的方向我當時並不知道，直到有一天，看蔡穎卿女士寫的《寫給孩子的工作日記》，序中引用美國作家 Dorothy Canfield Fisher 女士寫的一句話：A mother is not a person to lean on, but a person to make leaning unnecessary.（母親不是賴以依靠的人，而是讓你有能力不依靠），心裡突然有盞燈亮了起來。

　　我希望自己跟病人之間的關係是：

　　我盡己所能的把臨床經驗和醫學知識，傳遞給病人和家屬，幫助他們觀察身體的變化，也希望他們能了解醫學的侷限，和良好生活習慣的重要性。一個人健康與否不是操之在醫師手上，而是掌握在自己手裡。對自己的身體和疾病了解越完整全面，累積越多的背景知識，在做醫療選擇時才能知道自己想要什麼樣的治療。

　　為了讓讀者更加了解自己目前的身體機能，這一版書，我加入幾個自我檢查的工具，讓讀者可以幫自己或家人進行簡單的檢測，若檢測結果異常，再進一

步尋求醫療專業協助。同時也介紹好用的網路資源，讓大家未來可以即時更新最新資訊，也可以繼續深入了解其他醫療專業人員，或非營利組織花時間整理的資料，補足書中無法清楚表達的部分。

　　這次章節的編排，從了解老化是什麼，到處理老年人常見的疾病與檢測工具，當疑似有疾病，需要就診時，就醫前、中、後應該如何準備，以及如何整理用藥清單，最後提到如何預防退化與妥善照顧自己，也首度向讀者介紹 2015 年底剛通過的病人自主權利法，能如何提升醫療自主權。藉由了解老化，了解疾病，了解如何與醫療團隊合作，跟疾病或老化共處，最後維持醫療自主權，一步一步帶領讀者認識年紀大了之後會面臨的醫療問題，提早準備與因應。

　　希望這本書的再版，可以幫助每個人成為自己最好的照顧者，因為身上的病、痛或五感的退化，自己最清楚！

前言

懂越多，病人和家屬
越知道怎麼面對疾病和老化

　　我喜歡跟病人討論，怎麼樣可以讓他們好一點！

　　這些年的看診經驗讓我發現：解釋越多，病人和家屬越知道怎麼面對疾病和老化。

　　碰到藥物無法改善的症狀時，病人的因應方法往往比我有創意，而且那種碰到問題、知道怎麼推理找出解決辦法的感覺，讓這些病人和家屬的心比較穩定，即使碰到新的變化也不太容易焦慮。所以我很希望可以把老人家身體因年齡而產生的變化，以及可能引起的問題告訴更多人，讓大家可以提前預防，無法避免的也可以提早準備。

　　這版書延續之前的內容，分為四章：

　　第一章，我談老化的生理機轉；老年人有許多的改變，跟身體功能與衰退有關，例如：專注力與執行

力、睡眠問題、視力與聽力問題、食慾減退、水腫擔
心腎功能不好、溫度感覺遲鈍、走路容易喘、容易跌
倒等。我在書中對九大常見老化現象做解釋，有些章
節後面，也提供簡易的自我檢測、評估的工具，還有
一些小提醒。這章的主旨是告訴大家，老了身體機能
會有哪些退化？讓讀者朋友們了解越多，越可以與之
共存，不會慌張焦慮不知所措。

　　第二章，回到書的主題，是老化還是疾病。很多
疾病常被誤以為是老化的現象，這些包含了關節炎、
平衡功能受損、疼痛、顫抖、容易疲累、記憶不好與
失智、憂鬱與情緒低落、高血壓、糖尿病、高血脂等
疾病。有些是老化，大多數是疾病，這個交界模糊地
帶，不太容易清楚界定，所以這本書提供一些簡易的
測量方式與預防的技巧，讓老年人可以提早發現問題，
及早預防或就醫，避免延誤治療。

　　第三章討論的是有關醫療照護與老年人藥物使用
的問題。目前台灣家庭醫師制尚不普及，病人常因不
同慢性病而到不同科別就診，多科就診導致片段化醫
療的困境，這樣的困境產生哪些問題，我在書中有說

明。同時也從醫師的角度教大家如何看門診、如何整理藥單避免串連性投藥，以及醫師在治療時對藥效與副作用取捨的兩難。希望藉由這一章，增加大家對醫療的了解。

　　第四章與大家談的是高齡家庭的照護須知；老人家很多時候會感覺鬱悶，是因為在生理或心理上無法獨立自主，生活必須依賴家人或其他照顧者，而無法過著事事盡如己意的生活，有時候不是照顧的子女不用心，而是生命經歷還未能體會，不能即時同理老人家的感受。這一章的前半部告訴大家老人家需要家人關心和幫助的地方；後半部則是飲食與運動建議、定期健康檢查的重要性，並介紹今年初剛公告的病人自主權利法，讓大家可以在意識清楚時，按照自己的意願，預立末期照護的治療方式。

第一章

人老了就是會這樣嗎

老化是身體用久了累積足夠耗損所出現的機能衰退，醫學無法讓老化停止，但可以減緩速度。老人家有些症狀是常見的老化問題，有些是嚴重疾病的初期表現，被誤當成一般老化，相對的，有些是正常的老化現象，卻因擔心是絕症而惶惶不安。分清楚哪些是老化？哪些是疾病？可以治療的積極處理，因機能退化無法恢復到年輕水平的，習慣調整一下，日子過起來會舒服很多。

門診觀察

　　很多步入 65 歲的朋友，遇到一些體能衰退的狀況，例如膝蓋疼痛，無法一口氣從一樓爬樓梯到二樓、三樓；最近也沒做什麼事，莫名其妙就頭昏眼花、腰痠背痛；夜裡睡不好、白天沒胃口、生活像失去動力般沒勁兒、脾氣越來越拗……在高齡門診，老人家對老的看法很有意思，他們認為「老」是：

- 一年年的退化、越退越快，煞都煞不住；頭髮白了、牙掉了、滿身鬆弛的肌肉、皺紋、斑點，讓自己看了都心驚。
- 病是無法再變好了，只能拖日子。
- 記憶力越來越不好，忘東忘西，害怕失智。
- 體力不支，越來越走不動，走一點路就喘。
- 視力越來越模糊，電視看不清楚、撥打電話很吃力。

● 別人講話聽不清楚，不知道怎麼和家人或朋友溝
　通？
● 晚上一直起來上廁所，無法好好睡覺，會焦慮。

如果這樣等同是「老了」的表現，為什麼有人 90
歲還耳聰目明？有人才過 70 歲，就老態龍鍾，甚至生
活自理都有問題？這麼大的差異，要從先天基因跟後
天環境兩個角度來解釋。

先天基因

研究發現，某些基因會增加疾病發病的機率，也
會增加不良生活或飲食習慣造成的危害，例如：

鹽分攝取的基因

目前知道鹽分攝取增加，會導致高血壓發生率增
加；但並不是每一位攝取高鹽分的人，最後都會導致
高血壓。為了了解原因，研究人員針對影響血壓調節
的基因進行研究，發現有一組與鹽分調節相關的基因，
與血壓調節的關係很顯著。

帶有這個基因的人，食用高鹽食物，血壓上升的

情形比沒有帶這個基因的人顯著，預測未來出現高血
壓的機率會比較高。雖然如此，值得欣慰的是，只要
減少鹽分攝取，兩組的血壓就沒有明顯差異。因此可
知，高血壓可能並不單純受基因影響，也可能跟飲食
習慣有關，一個好的飲食習慣可以降低基因所帶來的
影響。

影響脂肪代謝的基因 APOE-4

　　這個基因已知會增加失智症的發生率，帶有一個
APOE-4 基因的人，未來得到失智症的機率是一般人的
3 倍，帶有兩個這個基因的人，得到失智症的風險會增
加到 15 倍，這個基因也會增加心血管疾病發生的風
險。並不是有這個基因就會得病，有三成的失智症病
患身上沒有帶這個基因，也有些病人帶這個基因卻沒
有失智症。所以這個基因並不是一個致病基因，只是
一個增加罹患失智症危險機率的基因。

　　目前知道這個基因與脂肪代謝有關，但不是每一
個帶有這個基因的人都會有高血脂症，只是帶這個基
因的人，出現高血脂症的可能性較高。至於這個基因

為何會提高失智風險，無法單用高血脂來解釋，推估
還有其他機轉尚未被發現。目前已知高膽固醇是導致
動脈硬化的危險因子，尤其是膽固醇中的低密度脂蛋
白，氧化的低密度脂蛋白是導致動脈硬化最主要的凶
手，嚴重的動脈硬化會導致心肌梗塞與腦中風。所以
APOE-4 基因，會與後天環境的各種危險因子產生交互
作用，提高疾病的發生率，維持良好的生活習慣，也
許可以改變基因的表現，降低疾病的發生。

影響粒線體功能的基因

粒線體是細胞中負責「能量製造」的單元，可以
說是細胞中的發電廠，我們吸收的營養素，有一部分
被轉換成產生能的小分子，這些分子是細胞活力的
來源。當粒線體功能受到損傷，很多疾病因此出現，
包括糖尿病、失智症、巴金森氏症等。此外，也有研
究發現老年人的粒線體功能會隨年紀衰退，粒線體與
老化之間的關係已經有一些報告資料：

● 自由基增加：

　　已知自由基與老化相關，而粒線體是自由基產

生最多的地方，所以隨著年紀增加，粒線體的
功能也因此受損。

● DNA 修補能力差：
粒線體的遺傳物質（DNA），修補能力比一般細
胞差，偏偏它又與直接破壞 DNA 的自由基距離
最近，修補能力差又容易被破壞，所以損傷較
嚴重，是同年齡一般細胞的十倍之多。有人分
析 90 歲老人跟 5 歲小孩的粒線體 DNA，發現：
5 歲的小孩，幾乎所有的粒線體 DNA 都是完整
的，但 90 歲老人卻只有 5% 的粒線體 DNA 是
完整的。

● 產能效率差：
老化的粒線體產能效率較差，會增加細胞中蛋
白質與脂肪的氧化，較差的抗氧化力會產生較
多的自由基，便導致細胞容易受到損傷。

● 少食長命：
目前知道減少飲食量，可以有效延長哺乳動物
的壽命，一般認為少吃可以產生較少的自由基，
進而減少粒線體損傷。

後天環境影響

先天基因是一出生就決定了，無法做太大的改變，可是後天環境，是自己能夠調整的。後天環境會怎麼影響老年狀況？這跟我們怎樣度過青壯年時期有關係。

年輕時過什麼樣的生活

假設每個人一出生，順利成長到 20 歲，所有器官的功能都達到頂峰。由於生活習慣不一樣，有人每天運動，不菸，不酒，維持標準體重。有人每天坐在椅子上，抽菸喝酒，長年累月下來非常肥胖。有人 30 歲就罹患高血壓跟糖尿病，有人到 70 歲還健健康康、沒有慢性病。

當把老化這件事，定義為「身體逐漸衰退的過程」，那這些不良習慣或疾病，就是加速這過程的催化劑。當這些習慣或疾病，沒有適當的控制或是調整，就會帶來嚴重的後果。

　　例如：有糖尿病跟高血壓的病患，如果長期沒好好控制，會增加心臟病跟中風的風險；持續抽菸，會增加肺癌跟慢性阻塞性肺病的發生；大量喝酒會影響肝臟功能，導致脂肪肝、肝硬化或甚至肝癌的發生。

　　有人會問我：「那我的長輩每天都喝酒抽菸，也是活到八十歲，沒有癌症也沒有肝硬化，為什麼呢？」

　　我常會這樣回答：「每個人出生的身體基因體質都不一樣，有人先天基因好，抵抗癌症跟肝臟病變的能力就比較好，雖然菸酒樣樣來，還是沒有問題。」但是我們捫心自問，這樣的人多？還是抽菸喝酒出現癌症跟肝硬化的人多？

　　就我觀察，能夠長壽沒有病痛的人，大多數都是不菸不酒規律運動的人。您當然還是可以繼續菸酒不忌過生活，那就是拿自己的生命來做賭注；賭贏了，您就可以跟您的長輩一樣，安享天年。如果賭輸了，可能得受足苦頭。只是這場冒險在一開始機會就不均等，選擇菸、酒、不運動，輸的機會高很多。

治療藥物的副作用

　　除了各種危險因子和疾病，有時候治療疾病所使用的藥物也會導致器官功能的損傷，最典型的例子就是退化性膝關節疾病常服用的止痛藥物。多數止痛藥物會影響腎臟功能，產生胃炎或胃潰瘍等併發症，服用藥物的時日一久，將嚴重影響這兩個器官的功能，加速身體衰退速度。

　　先天基因搭配後天生活習慣、危險因子、治療疾病所產生的藥物副作用，一點一滴侵害著健康，最後形成大家所熟知的老年狀態。對健康狀況不佳與衰弱的老人來說，嚴格控制疾病所帶來的好處，已不如青壯年時就開始控制來得效果好，治療時應多關注藥物導致的副作用，尋求在可接受的副作用下，做最適宜與有效的治療方式。所以了解藥物的作用及副作用、使用時機與禁忌，非常重要，這在第三章會特別介紹藥物治療一些應注意的事項。

多數的慢性疾病，治療只能夠穩定症狀

　　老，是個人先天基因與後天環境交互作用，持續累積的結果，從出生開始，直到死亡，即使先天基因

很好，若後天生活的環境或習慣不佳，身體不斷耗損、累積的損傷夠多將導致器官功能不良，疾病也就因此產生。

　　有些人認為現在醫學進步，所有疾病都可以藉由治療而痊癒，殊不知現行多數的慢性疾病，治療只能穩定狀況，無法治癒。例如：高血壓服用降壓藥、糖尿病施打胰島素，這些藥物並無法使疾病痊癒。但對於症狀比較輕微的人，藥物治療加上良好生活習慣的配合，疾病可以得到控制而慢慢減藥，最後甚至不需要藥物，身體就可以恢復正常運作。健康要靠自己維護，看病吃藥並非萬靈丹，這對任何年齡的朋友來說，都是金科玉律。

您也可以這樣做

　　影響老年人身體健康的因素有先天基因跟後天環境，以前可能會覺得，先天基因就無法改變，但現在的概念已經有所不同。基因與環境會有交互作用的影響，某些生活習慣或是飲食習慣可以改變基因的表現方式。所以即使我們的家庭有很多的家族疾病，例如高血壓、高血脂、糖尿病，甚至癌症，也不表示我們就會得到。從現有研究來看，常見的慢性疾病只有 30% 左右可以歸因於基因遺傳，另外的 70% 是因外在環境影響基因表現所導致。

　　最重要的是從現在開始就改變，良好的生活習慣，可以改變我們的基因表現，讓我們一起注意這些生活習慣，脫離先天的基因的束縛：

- 減少鹽分的攝取。
- 盡量不食用額外添加糖的食物。
- 減少食品添加物的攝取，多吃大量蔬果與五穀雜糧。
- 每天規律的運動。
- 戒菸、適度飲酒。
- 盡量減少藥物的使用。

老後的專注力與執行力

　　從年輕到老年，有兩個腦力感覺有所改變的時間點：一個大約在 50 歲，另一個大約在 70 歲左右。

　　多數人到 50 歲，會感覺自己的記憶力不再那麼好，規劃統合事情的能力逐漸減退，很難處理複雜抽象的資訊，學習新的事物也變得不容易。這些改變對於日常生活影響不大，生活漏了幾件小事，不太會造成大問題。

　　可是到了 70 歲，腦力退化的狀況變得比較明顯，很難同時間處理兩件事，當所有精神專注在一件事情上，很不喜歡有人干擾，也許只是一通電話，或有人臨時交代另一件事，就很容易不耐煩、發脾氣。

　　很多人以為，年紀大的人脾氣都不好，其實不是，這是因為隨著年紀增加，腦部無法同時妥善處理兩件事，如果這兩件事對老人家來說都很重要，他就會產生焦慮和緊張，若是這樣的狀況常發生，當事人的壓力會很大，甚至到要崩潰的地步。

　　過去多數老人家生活簡單，碰到打擾會有點不高興，只要稍微處理一下，情緒很快就過了。但現在的老年人，為了要維持健康的生活，其實日子也變複雜了，今天要參加同學會，明天要去學跳舞，後天還要去爬山，每個月還要回診看醫師，每天都要吃藥，明天有個講座要去聽，一個星期運動三天，飲食也要注意營養與均衡，手機的 LINE 與 FB 還常有消息需要接收和回覆，有時候我覺得病人跟我一樣忙碌，這也難怪他們常覺得焦慮跟緊張。

專屬記事本

　　我常建議老年人隨身帶記事本，當你在做一件重要的事情，很怕被打斷而忘記，可以把突發事件記在

本子上，然後告訴對方：「晚一點我會處理，但不是現在。」如果對方沒有辦法接受，就建議他尋找其他的處理管道。事情被記下來後，就可以繼續進行原來手頭上的事，而不需要一直記掛還有一件事要做不能忘，這樣可以將所有腦力專注在眼前這件事，焦慮程度就會減少。

善用記事本，一次處理一件事情，可以增加處理效能，避免出錯，也可以讓心情比較輕鬆。

倘若退化的狀況比較嚴重，超過一般人退化的速度，甚至影響到平常的生活功能，比如老人重複問一樣的問題、不喜歡出門，不喜歡洗澡、家裡無法自己整理、整天呆坐在家中看電視、衣服與容貌外觀無法自己整理，這時候就不僅僅是老化，可能是失智的初期表現。一旦進入失智，退化的程度會變快，在兩三年間就有明顯改變，生活大小事變依賴了、個性轉變、大小便失禁，還出現妄想和幻覺，這時候就步入失智

的中重度階段。

　　因此對晚輩來說，懂得早期偵測老年人的認知功能退化很重要，當老年人的腦部狀況開始減退時，加強腦部活動，注意均衡飲食，安排定期社交活動，提供記憶輔助的小工具，例如記事本，或是具提醒功能的健康手環、手機或平板，這都是可以讓老人家的生活更加的自主與獨立。學習使用科技產品雖然初期會增加老年人的負擔，但學起來之後可以讓老年人的生活更加方便並減輕負擔，其實這對於 50 歲以上的熟年者來說，是值得嘗試的投資。

多鼓勵老年人自己做事

　　盡可能不要讓老年人因為腦力退化，就幫他做所有原本他能做的事情，應該多鼓勵老年人自己做事！

　　如果老人家無法自己完成一整件事情，可以部分由家人代勞，不要全部都由家人幫忙完成。年紀大了，不代表自己什麼事情都不能夠做，有時候他們只是某些重要的環節無法自己完成，例如走路平衡感不好的老人家，並不代表就要坐輪椅；方向感不好，也不代表到哪

裡都需要有人指引方向,在熟悉的地方也還是可以自己走;記憶力不好,不代表就需要有人事事提醒。

如果把長輩完成一件事情當作畫一個圓,我們子女的責任就是了解這個圓有哪些地方有所缺陷,小心地保護還存在的地方,只提供協助修復缺少的地方,這才是所謂尊嚴的照護。

有時候老人家只是需要一個人陪伴,才會有安全感,很多事情還是可以自己完成。比方,要買的東西有好幾樣老人家可能記不得,而不想自己去買,就把這件事情交給家人代購。遇到這樣的狀況,可以將需要的物品整理成一張購物清單,由家人陪著去買,告訴他不用擔心,忘記會有人提醒。

面對高齡化,年過 65 歲的朋友們,在得知這些資訊後,從今起別再限縮自己能夠做的事情,別老不出門,成天在家裡的小小空間無所事事,找個人陪伴,出門走走逛逛。跨出去,就是一個成功的開始!

您也可以這樣做

　　如果覺得家裡長輩可能有失智的問題，可以採用一個簡單的工具「AD-8」，AD-8 量表提供極早期失智症的篩檢，這個工具只有 8 題，可以簡單的篩檢是否症狀有改變。

　　其中主要包含阿茲海默症、血管性失智症等較常見的疾病症狀，計分是以「是，有改變」當作依準，若受測試者以前沒有表上提報的問題，但在過去幾年中有改變，勾選「是，有改變」；若沒，勾選「不是，沒有改變」；若不確定，勾選「不知道」。

AD-8 極早期失智症篩檢量表

1、判斷力上的困難：例如落入圈套或騙局、財務上不好的決定、買了對受禮者不合宜的禮物。

　　□是，有改變 □不是，沒改變 □不知道

2、對活動和嗜好的興趣降低。

　　□是，有改變 □不是，沒改變 □不知道

3、重複相同問題、故事和陳述。

　　□是，有改變 □不是，沒改變 □不知道

4、學習如何使用工具、設備和小器具上有困難。例
　　如：電視、音響、冷氣機、洗衣機、熱水爐
　　（器）、微波爐、瓦斯爐、遙控器。
　　□是，有改變 □不是，沒改變 □不知道

5、忘記正確的月份和年份。
　　□是，有改變 □不是，沒改變 □不知道

6、處理複雜的財物上有困難。例如：個人或家庭的
　　收支平衡、所得稅、繳費單。
　　□是，有改變 □不是，沒改變 □不知道

7、記住約會的時間有困難。
　　□是，有改變 □不是，沒改變 □不知道

8、有持續的思考和記憶方面的問題
　　□是，有改變 □不是，沒改變 □不知道

　　如果有改變，就得 1 分，如果得分達到 2 分，就代
表不正常，需要到神經內科或精神科門診，做進一步確
定是否異常。

　　出處：楊淵韓、劉景寬，NEUROLOGY，2005;65:559-564

睡多少時間就不算失眠

年紀變大，約有一半左右的老年人要花比較多的時間才能睡著，在床上翻來覆去好不容易睡著，沒幾個小時天還沒亮又醒了，然後怎麼躺都睡不著，白天坐著的時候又一直打瞌睡。

造成睡眠週期不穩定的原因

隨著年紀增長，腦內控制睡眠週期的神經逐漸退化，睡眠結構改變，深睡期減少、淺睡期增加，晚上褪黑激素的分泌量減少，加上老年人照射陽光機會減少，這些因素都會導致老年人出現睡眠障礙。

神經退化與褪黑激素分泌量減少，這是無法改變的老化過程，但曬太陽調整週期是大家可以調控的。研究指出，老年人比起年輕人照射陽光的時間較少，

健康老人平均一天只接受一個小時的陽光照射，如果有疾病、行動不便或是住在安養機構，幾乎全部時間都待在室內，根本沒機會曬到充足的陽光。這樣的老人較容易有睡眠問題，要不是太早睡，很早就醒來，就是白天睡整天，晚上不睡覺。這都是因為睡眠週期亂掉的關係，陽光的照射不夠，所以睡眠週期提早或延後了。

調整睡眠週期，要有策略地照射陽光

睡眠週期提早，常會讓老年人覺得自己有失眠問題，例如晚上八點就寢，凌晨兩點就起床；太早起床，想要再睡也睡不著，醒來也不知道可以做什麼，因而感到困擾想服用安眠藥。

其實計算一下，晚上八點就寢，凌晨兩點起床，整個晚上也睡了六個小時，就一個老年人來說，這樣的睡眠時間已經足夠，中午只要再睡個午覺，就可以維持整天的活力。

　　凌晨兩點醒來，跟家人作息不一致，多少會有點困擾，只是這屬於「睡眠週期提早」，而不是「睡眠時間不足」。要處理睡眠週期提早，最好的方式就是延後睡眠時間，但睡眠週期是由腦內的賀爾蒙、體溫、外在的陽光所決定，所以要調整睡眠，先從改變陽光照射時間開始。

　　我們接受陽光的照射時間會影響入睡時間，如果在早上曬太陽，那晚上睡眠時間就會提前；反之，如果在下午或傍晚照射陽光，睡眠時間就會延後。如果早上跟下午都照射陽光，那效果就會互相抵銷而讓週期穩定。所以要調整睡眠週期，要有策略的照射陽光，如果睡眠時間太早，那就下午三點以後再出門走走，但上午在室外的時間要稍微減少，這樣才能夠製造陽光的劑量差異，將睡眠時間調整到符合需求。

提升睡眠品質的建議

- 盡量不要在白天沒事的時候躺在床上。
- 睡午覺的時間不要超過一個小時。
- 接近傍晚的時候不要小睡。

- 保持規律的睡覺和起床時間。
- 保持規律的進食時間。
- 避免食用含咖啡因的飲料跟食物，例如：茶、咖啡、可樂、巧克力製品等。
- 晚上室內盡量減少噪音。
- 白天盡量保持陽光或燈光的充足，睡覺時盡量不要開燈。
- 每天維持規律的運動習慣，最好安排戶外有陽光的活動。
- 協調家人的睡眠時間。

多數老人家藉由這樣的改變，因睡眠品質改善而得到滿意的睡眠。改善睡眠，同時培養良好的生活作息與運動習慣，老年人就能維持健康，體能才能因此而強健。有睡眠問題不用擔心，藉這個機會好好調整一下，調好生活習慣，睡眠的狀況自然得到改善，老人家也是可以睡到飽又活力十足的。

您也可以這樣做

　　篩檢有沒有失眠問題，可使用下列簡易失眠篩檢問題來評估，如果有評估到一項，分數達 3 分，就需要請醫師進一步評估找出影響您睡眠的問題。

　　簡易失眠篩檢有 17 題跟失眠相關的問題，請依照過去一個月內發生的頻率來評分，共分成：

　　1 分：從未發生。

　　2 分：偶爾發生。

　　3 分：常常發生。

篩檢題目

1、(　) 你是否白天很難維持清醒？

2、(　) 你是否有入睡困難（無法入睡）？

3、(　) 你是有維持睡眠困難（無法睡很久）？

4、(　) 是否有醒來，卻昏昏沉沉的感覺？

5、(　) 是否有使用酒精當作助眠劑？

6、(　) 是否有任何疾病會影響你的睡眠？

7、(　) 是否需要任何方式（藥物或非藥物）來幫助睡眠？

8、(　) 你是否覺得緊張或焦慮？

9、（ ）是否最近對與嗜好跟活動都沒有興趣？

10、（ ）你是否覺得悲傷、急躁、或生命沒有希望？

11、（ ）你是否覺得你的身體出了什麼事？

12、（ ）你是否是輪班人員或是睡眠時段不固定？

13、（ ）是否有人告訴你，在你睡覺的時候會踢腿？

14、（ ）你是否有睡前腿部自主抽動或不舒服的感覺？

15、（ ）晚上睡覺時，是否會有不正常的行為或是動作？

16、（ ）是否會打鼾？

17、（ ）是否有人說你晚上睡覺時會停止呼吸、喘氣、粗重鼻息聲，或類似嗆到的狀況出現？

　　睡不著的成因很多，可能是單純失眠、情緒精神疾患（如憂鬱症）、睡眠週期混亂、運動障礙、異常睡眠（夢遊、作惡夢）、睡眠呼吸中止等，建議初期可以請教神經科或精神科醫師，針對睡眠問題提供建議。

資料參考與改寫自：
American Academy of Sleep Medicine (AASM) insomnia guideline, NICE insomnia guideline, UpToDate-Overview of insomnia, US NIH insomnia guideline

視力不好、聽力退化之後

　　當視力開始退化有人會覺得也還好嘛，日子一久慢慢會習慣，應該影響不大。別忘了，年輕人只是因為近視或其他原因視力不好，身體其餘功能是正常的，老年人如果視力不好，還可能合併平衡感不佳、雙腿無力、腳麻等問題，全部加在一起，問題不只變複雜，還變嚴重。

視力退化，影像訊息接收受影響

　　眼睛是我們接收外界訊息的重要窗口，影像訊息經由眼睛接收而傳到大腦，大腦處理這些資訊，再送出適當的反應與回饋。

　　很多時候年輕人難以體會視力不好的困擾，有近視的朋友，哪天不妨試試看，選擇一天起床後不要戴

眼鏡，很快就會發現看東西變吃力，很多東西要靠近才能看到，對周遭環境的警覺性降低，地上一個小不平，差點就絆倒。

因為看不清楚，只能憑印象找東西，找半天沒找到，心裡又急又煩，備感挫折。出門辦事，因為眼前模糊無法看清楚，心裡感覺害怕慌張，過馬路覺得沒有安全感，搭公車時，根本看不清來的是幾號公車，等車子快到站時才突然招手，萬一司機沒來得及發現便錯過了班車，更不用說路上橫衝直撞、不遵守交通規則的車輛或行人，馬路如虎口，這時的體會想必特別深刻。

影響預警功能反應

老年人視力不好會增加意外事故的發生率，尤其是跌倒。平常我們走在路上，大腦運作的方式是：看到五公尺外有一個正在施工的路段，心裡會預期地面不平整，所以走路變慢，同時特別注意腳下狀況，避免踩到坑洞。視力有一種預警的功能，可以提前把問題告訴大腦，讓大腦提早準備。

　　視力不好，就無法預期危險的發生，也無法避開
危險，用有限與即時的資訊來應對當下的危險，對於
老人家來說是一個過高的負擔。所以只要坑洞深一點、
坡度陡一些，加上雙腿無力、腳麻、平衡不好，就容
易跌倒，如果因此受傷或骨折，之後就很辛苦了。

視力不好的照顧

　　建議至少每年進行一次眼睛功能評估，請醫師提
供適當的保養建議或手術、藥物治療，有助於恢復視
力或減緩退化。

- 平常應該盡量避免陽光直射眼睛。
- 糖尿病患應控制好血糖。
- 多看綠色植物與遠處。
- 常在的室內空間要有足夠的照明。
- 充足睡眠，均衡營養不可少。

老花眼鏡的問題

　　老了幾乎每個人都會老花眼，常見的雙焦點鏡片，
鏡片分成兩層，上層看遠，下層看近，因為看近看遠

只要一副，很方便，只是剛配戴時，須花點時間適應。近年來，眼鏡公司推出漸進多焦點鏡片，一支眼鏡就可以同時看遠、中、近，似乎更方便，也更美觀，但潛在的風險，便是增加老年人跌倒的機率。

上層看遠下層看近的漸進多焦點鏡片，可以讓坐在椅子上看書報的老人，低頭看報，抬頭看遠，不用起身換眼鏡，這樣的功能設計非常聰明。

但同樣一副眼鏡，在下樓梯時就不聰明了，下樓時眼睛朝下看，大約是兩公尺的距離，多焦點鏡片把焦點訂在 30 公分左右，所以階梯在焦距之外，看起來很模糊，如果再加上樓梯較陡或燈光昏暗，老人家就容易因為看不清楚而跌倒。

眼睛要自我保養避免損傷，老年人每年至少一次的視力定期檢查是必要的，依照需求配戴適當的眼鏡，在燈光充足處閱讀，保持適當的閱讀姿勢與距離，都有助於維護視力，減緩退化。視力保護好，相對增加

生活安全性。

聽力衰退，社交一起退化

「你說什麼？講大聲一點，再說一次。」

耳朵是除了眼睛之外，第二重要的接收訊息工具。聲音從耳朵進來後，會持續傳到大腦的聽覺區，經過辨識跟分析後，變成能夠理解的內容。人與人溝通，需要好的聽力才能順暢應答。

管理平衡的前庭神經在人體聽神經旁，負責收集頭部的位置資訊，讓大腦可以計算怎麼維持平衡。這個部分的調整很精細，稍有問題，就會出現平衡不佳和頭暈的情況，所以聽力不好的老人家常合併有前庭平衡神經的問題或頭暈症狀。

在門診曾聽到老人家說：「聽不到也不錯，很多嘮叨的話都不用聽，活在自己的世界裡，倒也清靜。不想理人，只要眼睛一閉，就天下太平。」

　　聽不到真的會天下太平嗎？一般來說，若突然出現聲響，人會反射性的轉頭去看，這個反應是因為遠古時代，突發的聲響代表危險，所以為了保護自己，這樣的反射動作就一直留存下來。雖然現在的生活環境沒有毒蛇猛獸，但突發而來的聲音，會產生「發生什麼事」的警覺心。一旦缺乏這個功能，以為聽不到很好、很安靜，其實只是自欺欺人，生活環境難免有各種危險，就算有人及時提醒，喪失聽力的老年人也無法來得及迅速應變。

聽力喪失大多數跟環境、疾病、藥物有關

　　聽力退化後，慢慢地溝通就只能透過寫字或是比手畫腳，能夠談論的內容或題材越來越簡單，因為訊息接收不容易也比較難跟很多人一起聊天，和大家打成一片，這是老人家越老越孤僻的可能原因。這裡指的聽力障礙，是指老年才出現聽障的人，如果從小就有聽力問題，早學會藉由手語與唇語看讀與人溝通，另當別論。

　　老年人的聽力喪失，大多數跟環境、疾病、藥物

有關，是長期累積足夠多的損傷所導致，很多人到晚年才出現聽力問題，嚴重一點的，有些人的聽力甚至完全喪失。老年人失去與外界溝通與訊息接收的聽力，社交活動就逐漸減少，因為總是插不上話，幾次下來，就受挫不想參加聚會。甚至還因為聽不清楚他人談話，誤會別人在說自己壞話，產生一些人際互動的問題，最後關在自己的小世界裡。

聽力不好，是未來變成失智症的危險因子

聽力不佳的老人家，如果沒有使用輔助器材協助，常會在社交圈縮小的過程中，逐漸被孤立。目前研究已知聽力不好是未來變成失智症的危險因子，推測可能的機轉是人際互動減少，缺少腦部刺激，使得腦部功能退化速度增快而失智。

有些失智病人也會有聽力問題，這裡指的不是「聽不到」，而是「聽不懂」。失智病人雖然有聽到話語，但腦部理解文字的認知功能下降，無法聽懂

談話內容，尤其是抽象的概念、笑話、太複雜的專有名詞都無法理解。

　　家屬常以為問題出在「老人家重聽」，但有時話說很小聲他聽得到，很大聲卻聽不到，家人因此被弄糊塗了，搞不清楚為什麼會這樣？不了解失智症的家屬以為是聽力退化配戴助聽器就可以改善，沒想到幫助不大。認知功能下降而聽不懂是失智的前兆，可惜不太容易在第一時間發現。

聽力保護建議

　　除了一些在特殊環境工作的人，無法避免長期接觸噪音，多數導致聽力減退的噪音都是可以控制改變的。

避免環境噪音

　　戴耳機聽音樂時，不要把音樂開太大聲；盡量避免住在車水馬龍、川流不息的馬路、鐵軌、高架橋旁，若無法選擇至少要加裝隔音窗。保護聽力首先要隔絕

外在噪音，接著將居家噪音盡可能消除或減少，努力
創造一個低噪音的環境。

　　一般來說，分貝超過 80 就可能對聽力造成傷害，
如果超過 90 就需要限制暴露時間。80 分貝的噪音是多
高？現行台北捷運車廂內所測得的分貝數大約是 80，
在某些路段甚至高達 90 分貝，噪音並沒有想像中刺耳
或容易發現，所以才會在不知不覺中侵害聽力。

避免使用損傷聽力的藥物

　　最常見會影響聽力的藥物，有抗生素
(aminoglycodises 或 Vancomycin)、化療藥物 (cisplatin)、
利尿劑 (Furosemide)、水楊酸 (Salicylates)，聽力不好的
人，應盡量避免使用這些藥物。

使用適當聽力輔助器材

　　選擇聽力輔助器材，應該要經耳鼻喉科醫師評估，
確定聽力減退的原因，再選擇適當的處理方式。如果
屬於聽神經退化型的老年失聰，配戴適當的助聽器，
可以維持溝通能力。

　　聽力的保護還是要從年輕做起，常在捷運車廂看到年輕人戴著耳機，大聲的播放著音樂，一副自得其樂的樣子，我總是擔心，他們會不會還不到 65 歲，就出現聽力問題，變成助聽器公司的潛在客戶。

您也可以這樣做

視力篩檢

目前最簡單的工具是採用 E 或 C 字母的視力表，65 歲以上的成人，在健康檢查就有這一個測量項目，如果有使用智慧型手機，目前手機軟體也都可以下載安裝相關的視力檢測 App 軟體，使用關鍵字 Eye Chart 或視力表搜尋，可以自行選擇免費軟體安裝。

有些版本上的視力表會有一條紅色或綠色的線條，這是為了測量紅綠色盲使用，與視力檢測無關。建議老年人至少每年要檢查一次視力，視力檢測未達到 20/20（1.0），或嚴重到閱讀書報標題已經有困難的長者，應該要到眼科做進一步的檢查。

聽力篩檢

簡易的聽力篩檢方式，可選擇安靜的地方，把非測試耳輕輕的蓋住，在耳邊 60 公分處，用氣聲輕輕地說 3 個隨機的數字，測試是否可以聽清楚並複誦出來，可以正確複誦出 3 個數字者為正常。

食慾不振的原來如此

　　吃東西，看似天生自然很容易就會，不需要學習。但對老人家來說，飲食有很多需要注意的地方，牙口不好、代謝變慢、活動減少都會影響胃口，食慾不好有很多原因，為人子女需要多費點心思關心與觀察。

　　當食物出現，老人家眼睛看到、鼻子聞到，大腦馬上開始辨別食物種類，判斷是否喜愛，才決定動手取食與否。讀者朋友也許會說：「誰吃東西不是這樣？」但把這個過程一個一個分開，才能找出老人家食慾不好的原因：

食物辨識功能改變

　　腦部對於眼前食物會利用過去記憶做判斷，搜尋

過去對這個食物的印象，合併聞到的香味，判斷味道
如何？自己是否喜歡？即使還沒嚐到，但如果出現想
吃的念頭，口水就會開始分泌，腸胃蠕動也會增加，
以幫助進食活動的開始。

　　老人的腦部功能如果受損，例如失智症，會影響
對食物的辨識功能。當辨識功能受損，看到食物就無
法辨識這是哪種食物，也無法與過去經驗連結，感覺
就好像我們看見從未見過的異國食物，在不知道好不
好吃的情況下，很難提起興趣或是勇氣來嘗試，這狀
況會造成進食障礙。面對這樣的問題，我們可以試著
連結過去的記憶，來促進老人家的食慾。

第一步

　　了解病人曾經對哪些食物的反應比較明顯，大多
數是過去喜愛的食物，但有時候，有些人可能也會對
新奇的食物產生興趣。

第二步

　　以病人的生活背景來說，他成長的那個年代，有

好風評或流行的食物是什麼？依照喜好，準備能吸引他的食物。

第三步

準備的食物雖然是病人喜歡的，仍需要透過解說，幫他聯繫過去的食用經驗。

舉個實例來說，有位 86 歲的老奶奶，年輕時很喜歡喝青草茶，是那種用傳統方法熬煮出來，濃濃的倒在大桶子裡，然後攔進一大塊冰塊，要買時，街頭小販再倒在玻璃杯裡賣的那種，老奶奶覺得這樣的青草茶，才能喝出獨特的「古早」滋味。

夏天好熱，老奶奶一直吵著想喝青草茶，買回來的青草茶是新式紙杯或塑膠瓶裝，老奶奶認不得，說什麼都不喝。女兒想起醫師曾教過的辦法，拿個玻璃杯盛好青草茶問奶奶：「喜不喜歡喝青草茶呀？」

奶奶直點頭。

「那青草茶是什麼顏色呢？」

「像藥草的顏色呀！」

晃著手上的杯子，奶奶女兒說：「看這杯，妳聞聞

像什麼？」

「好像青草茶。」

「對呀，你要不要喝一口看看？」

奶奶想了一下，然後接過杯子，就把整杯青草茶喝完，還滿足地咂咂嘴。

嗅覺與味覺退化

隨著年齡增加，舌頭味蕾的數目會減少，功能下降，加上嗅覺細胞損傷，聞味道的功能也下降。這樣的結果導致食物的味道產生感覺變化，需要重口味才能得到與過去相同的味覺刺激，以至於老年人吃東西的口味越來越重，重油、重鹽、重糖，或酸或辣。

老年人飲食調整建議

在門診曾聽到老人抱怨：「我也知道要吃清淡一點，但清淡食物沒有味道，我的牙齒不好，吃東西的選擇已經很少了，還要吃清淡，那不就要餓死我。」

所謂的清淡，不是指每樣菜都沒有味道，可以選擇性的挑選一兩道口味比較重，其他道調味就盡量清

淡。某些重口味的食物，例如豬腳、爌肉、醃製品、麻辣鍋等食物，對身體的負擔較大，盡量減少食用頻率，本來很愛吃，一個星期吃三次，改成一個星期一次，然後再逐漸減少。嚴格控制飲食雖然對健康比較好，但適時滿足口腹之慾可以讓心情愉快，老人家有食慾，進食多了，營養自然比較好，體能也跟著好。如何兼顧口味與健康不容易，需要家屬多費點心了。

消化吸收能力下降

老人家在消化吸收方面，常見的進食與營養問題包括：

口腔問題

任何口腔問題都會影響進食過程，包括牙齒脫落、牙周病、蛀牙、口腔黏膜乾燥、味覺退化等。維持良好的口腔衛生習慣，避免口腔問題發生，有助於進食。老年人因為缺牙，為了維持咀嚼能力，需要配戴假牙。疼痛是穿戴假牙最常見的問題，多數與假牙不合有關，可能是因為假牙變形、牙齦萎縮、齒槽骨萎

縮造成。

假牙照顧建議：

● 每天清潔假牙。

● 使用專為假牙設計的牙膏。

● 晚上將假牙浸泡在清潔液中，避免假牙因為乾燥而變形。

● 至少每年一次定期口腔檢查，評估口腔狀況與假牙的適合度。

食道括約肌問題

食道是食物從口腔到胃的通道，如果有食物排空、收縮不良、過度擴張等問題，就會造成食物無法順利到達胃部，導致進食困難。

胃部發炎問題

胃部發炎是老年人最常見的胃部疾病，其中以萎縮性胃炎與藥物副作用引起的胃炎為主要原因。

萎縮性胃炎

　　萎縮性胃炎是一種長期的慢性胃部發炎，慢性發炎的原因，與幽門螺旋桿菌感染或自體免疫系統疾病相關。萎縮性胃炎會影響胃酸還有協助維他命 B12 吸收的內因子分泌，使得維他命 B12 與鐵質的吸收不良，長期下來就會出現貧血症狀，進而影響身體各器官功能。部分老人家口服維他命 B12 並無法達到治療濃度，這時需要改由針劑補充。

　　建議常常消化不良與胃痛的人，如果合併有貧血的症狀，最好進行胃部內視鏡檢查，查看是否有胃部發炎性疾病，找出原因適當治療，避免問題更加惡化。

藥物副作用

　　最常引起胃炎的藥物就是消炎止痛藥，尤其是非類固醇類的消炎藥物 (NSAID)，常會造成胃部發炎。現在雖然有比較不傷胃的新一代止痛藥，對長期需要服用的人，腸胃不適的副作用減少許多，但研究發現，這類藥物有些會增加心血管疾病的發生率，所以也不是完全安全、沒有副作用。家中長輩如果出現食慾不振，可以先檢視藥單，看是否有非固醇類消炎止痛藥

（NSAID），如果有，可以在就診時跟醫師討論，看能不能減少此類藥物的使用。

　　當老年人出現關節或肌肉疼痛的情形，應優先考慮復健治療或外用藥布，盡量減少針劑或口服藥物，如果一定要用非固醇類消炎止痛藥治療，也建議縮短服用的時間。

　　一般建議非固醇類消炎止痛藥物治療時間盡可能不超過兩周，為避免胃部的副作用，可同時開立胃酸抑制劑保護胃黏膜。即使開了胃酸抑制劑也不表示可以長期使用止痛藥，因為這類藥物除了傷胃，長期使用還會傷腎，所以使用時間還是盡量能短就短。

胃排空時間加長，進食量就會隨之減少

　　食物在胃部經消化分解後進入小腸，大塊食物因為需要較長時間分解，會拉長食物通過胃部的時間；脂肪與纖維較多的食物、食物種類複雜、牙齒不好食

物還未咬碎就吞下、糖尿病所導致的腸胃神經病變……這些因素都會影響消化，讓胃部排空的速度變慢。胃排空的時間長會感覺腹脹，食慾也跟著下降，進食量減少，長期下來容易造成營養不良。

縮短胃排空時間，促進食慾的建議：

● 盡量選擇非油炸食物。
● 適量蛋白質飲食，避免攝取過多肉類。
● 較多的非精緻穀類與水果。
● 延長咀嚼食物的時間。

乳糖不耐症

新鮮乳製品含有大量的乳糖，有乳糖不耐症的人，因為缺乏乳糖酶，若大量飲用牛奶可能會出現慢性腹瀉。過去研究指出，華人帶有乳糖不耐基因的人約有九成之多，但多數人仍可以每天飲用 200 毫升的牛奶，沒有任何症狀，只有少數人一喝到牛奶就腹瀉。

到了老年，原來年輕時喝牛奶不會腹瀉的人，乳糖不耐症的症狀可能開始出現，只要飲用少量牛奶就會腹瀉或腹脹。有症狀的老人家，可以改喝豆漿、杏

仁奶、芝麻糊、優酪乳、吃起士……這類食物沒有乳
糖或含量較少，比較不會出現腹瀉腹脹等症狀。

腸胃道蠕動變慢，容易便秘

　　年紀增長，腸胃道蠕動速度趨緩，食物通過腸道
的時間拉長，直腸對於排便感的傳遞變遲鈍，就容易
出現便秘。除了單純老化，活動減少、罹患巴金森氏
症、糖尿病、腸胃神經病變、藥物副作用等，也會導
致便秘。

改善便秘的方法

● 多吃含纖維質的食物。

● 多喝水。

● 勤做運動與健走。

　　老人食慾不振可能是很多問題綜合影響的結果，
處理起來也比較複雜。雖然這些問題不容易一併處理，
但只要依照每個問題的照護原則來進行，多數老人家
食慾不佳的症狀都可以改善，恢復正常飲食。

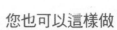

您也可以這樣做

　　如果老年人胃口變差，可以觀察是否有以下幾個造成食慾不好的原因，如果不是很確定，請尋求老年醫學科、腸胃科或相關內科醫師的協助。

- 嗅覺跟味覺退化。

- 視力不好。

- 多重藥物與藥物副作用（服用藥物 7 種以上）。

- 便秘。

- 缺牙或咀嚼問題。

- 獨自一個人吃飯。

- 缺乏進食動機。

- 一成不變的餐點。

- 情緒低落沒有意願。

- 急、慢性疾病影響食慾。

腳水腫，
是不是腎功能不好？

　　腎臟功能隨著年紀增加會逐年下降，就算腎臟指數正常，也不代表腎臟功能沒有問題。依照現行腎臟病的分級標準，只要有抽血的肌酸酐報告，再根據性別選擇適當的計算公式，就可以得出個人的腎功能指數 GFR。

$$GFR(腎絲球過濾率) = \frac{(140-年齡) \times 體重}{72 \times 肌酸酐} \quad (男性)$$

$$GFR(腎絲球過濾率) = \frac{(140-年齡) \times 體重}{72 \times 肌酸酐} \times 0.85(女性)$$

慢性腎臟疾病分期與建議追蹤時程

Stage 1，半年追蹤一次

腎功能正常微量蛋白尿 GFR：$\geq$ 90 ml/min/1.73 m2

Stage 2，半年追蹤一次

輕度慢性腎衰竭 GFR：60~89 ml/min/1.73 m2

Stage 3，三個月追蹤一次

中度慢性腎衰竭 GFR：30~59 ml/min/1.73 m2

Stage 4，三個月追蹤一次

重度慢性腎衰竭 GFR：15~29 ml/min/1.73 m2

Stage5，二週至四週追蹤一次

末期腎臟病變 GFR：$<$ 15 ml/min/1.73 m2

多數老年人的腎臟指數介於第三期到第四期之間，因此需要特別注意具腎毒性的藥物。

藥物或檢查藥劑，會有傷害腎臟的可能性

例如非類固醇類消炎止痛藥（NSAID）、血管收縮素轉化抑制劑(ACEI)、利尿劑及部分抗生素、照射電腦斷層或進行導管攝影的顯影劑，都是會影響腎功能的藥物。

盡量不要長期使用非類固醇類的消炎止痛藥

在臨床上，消炎止痛藥的使用很兩難，因為老年人常有骨頭、肌肉、關節發炎疼痛的問題，需要服用消炎止痛藥，有的人短暫使用就可以改善，有些人則無法完全恢復，需要長期使用。2009 年，美國老年醫學會，針對疼痛的照護提出建議，以下節錄部分說明：

老年人盡量不要使用非類固醇類的消炎止痛藥，如果不得已需要使用，要注意腸胃出血、腎臟

功能損傷與心衰竭的合併症，為了降低腸胃道的副作用，建議同時服用抑制胃酸分泌的藥物如：氫離了阻斷劑。如果最近有胃或十二指腸潰瘍、慢性腎臟疾病、心衰竭等問題，最好不要使用。而高血壓、正在使用類固醇、過去有消化性潰瘍病史，或服用選擇性血清回收抑制劑 (SSRI) 抗憂鬱劑的人，使用這類止痛藥物要多加小心。

施打顯影劑之前，可使用腎臟保護藥物

這類的顯影劑，大多是在電腦斷層檢查或是進行心臟導管檢查時使用，最近有針對老年人開發較能夠保護腎臟的非離子性藥劑，但不管怎樣，使用顯影劑還是有傷害腎臟的風險，而腎功能比較不好的老年人族群受到的影響更大。

所幸目前針對顯影劑的使用，已經建立腎臟保護的準則，針對腎功能不好或是有腎衰竭風險的族群，可以在施打顯影劑前使用腎臟保護藥物，以有效降低使用顯影劑後腎臟功能受損的可能性。老年人在施打顯影劑前，可以向醫師詢問自己是否有這個需求，並

配合醫師建議服用這類保護腎臟的藥物。

　　老年人也不需要太過害怕未來會洗腎，多數老年人腎臟功能雖然隨著年紀減退，但只要好好保護，不會嚴重到需要洗腎。

　　攝取足夠水分、不要使用來路不明的藥物，還有別忘了，當醫師開立新藥物時，詢問一下這個藥物是否會傷腎，一個小動作，就能保護自己。

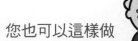 您也可以這樣做

　　腎臟功能不好，其實初期沒有好的觀察指標，只有仰賴固定血液檢查可以發現。這些方式可以有助於避免腎功能受到傷害——

- **定期檢查腎臟功能：**
  現在全民健保有提供 65 歲以上老年人每年一次的免費健康檢查，定期篩檢，及早發現腎臟功能異常，及早就醫。
- **就醫時告知醫師您的腎功能狀況：**
  讓醫師依照您的腎功能指數，開立適當的藥物與適當的劑量。
- 減少購買來路不明的中草藥或健康食品。
- 避免自行購買止痛藥物長期服用。
- **盡量採用非藥物治療方法處理：**
  例如：使用復健的物理治療來減輕疼痛，而非服用止痛藥物；飲食與運動改善血壓與血糖控制，減少藥物的攝取。

老年人溫度感變遲鈍

　　每當寒流來臨，大家都穿著厚重的外套、帽子、圍巾、手套、羽絨衣保暖。但在門診總會看到一兩位穿很少的老人家，身上只有一件薄外套。

　　我常問：「伯伯你穿這麼少，會不會冷呀？我都穿毛衣和大外套呢。」

　　他們反而覺得奇怪：「是醫師你比較怕冷吧？我覺得還好呀，穿這樣也不覺得冷。這兩天雖然有寒流，晚上睡覺我也只蓋一床薄毯子就夠了。」

　　即使他們不覺得冷，我還是不厭其煩的叮嚀：「要多穿件衣服，晚上一定要蓋厚被子，小心不要著涼感冒了。」

　　或許大家有類似經驗，家裡的老人家到了冬天，就算冷氣團來襲，穿的衣服比自己還少，老人家看起

來很硬朗，似乎真的不怕冷，反倒笑年輕人身體不好，才這麼怕冷。其實這是誤會，穿得少並非身體比較好，只是對溫度感覺變遲鈍了。

發抖是身體產生熱量的一種方式

怎樣覺得自己會冷？吹到寒風全身會發抖、起雞皮疙瘩、四肢末梢冰冷。發抖是身體產生熱量的一種方式，藉由肌肉快速收縮與放鬆來產生熱量，自主神經系統收縮四肢末梢血管，減少皮膚的散熱量，以維持體溫。但隨著年齡增加，老人家對於寒冷的感受與反應都減弱了。

遇到寒冷的天氣，老年人不會顫抖產生熱量，也鮮少出現雞皮疙瘩，四肢血管的收縮反應下降，加上身體肌肉與脂肪組織減少，神經調節體溫的能力下降，所有保護體溫跟產生熱量的機能都退化，容易出現低體溫。

低體溫指的是體溫低於攝氏 35 度以下，老年人的

體溫調節能力比較差，對溫度變化敏感度比較低，即
使耳溫低於攝氏 35 度也不自知，這樣的狀況在身體衰
弱的老人身上更容易出現，這是國內外冬天常聽聞老
人被凍死的原因之一。

　　世界衛生組織建議：老年人家中的室內溫度，最
好介於攝氏 20-21 度之間，如果低於 16 度，身體防護
呼吸道疾病的能力會下降，容易得到感冒與肺炎，肺
炎是老人常見的死因之一。當天氣太冷，血管收縮，
血壓會上升，血液濃稠度也會增加，容易引發心臟病
與中風，所以保持身體溫暖對老人很重要。

　　除了老化機能衰退，有些老人家是因為其他原因
導致低體溫，如營養不良、甲狀腺功能低下、低血糖、
缺少活動、喝酒、服用精神用藥、感染等等。另外，
自我照顧能力不佳，如失智症的病患，無法理解天氣
冷了應該穿衣服，穿著單薄的衣服在戶外走動大半天，
因而低體溫。

預防低體溫與相關併發症

提高環境溫度

老年人對於溫度改變的適應能力比較差，尤其有心臟或肺部疾病的老年人，遇到寒冷的天氣，出現心衰竭、心肌梗塞、氣喘與肺炎的機會隨之增加。這時候暖氣或暖爐可以讓房間維持適當溫度，並避免到寒冷的戶外，如果不得已要外出，一定要穿戴足夠的衣物，老人家對於氣溫變化的感受較遲鈍，出門前家人一定要協助，確認老年人有穿足夠的禦寒衣物。

教導保暖技巧

- 人體散熱速度較快的部位，是在頸部到前胸，冬天一定要特別注意這個區域的保暖。老年人可以使用圍巾或穿高領衣物來遮擋寒風，讓頸部到前胸不受冷風直吹。
- 戴口罩除了可以避免被空氣中的懸浮病菌感染，也可以保暖，是簡單又好用的方法。

● 有部分老人家排汗功能異常，例如糖尿病患者
或是有自主神經系統功能障礙的病人，有時會
突然過度排汗，選擇具排汗功能的內衣能避免
汗水累積而加速體溫流失。

避免喝酒與抗精神藥物的使用

酒精具有血管擴張的效果，可以增加四肢的血流
量，讓全身的溫度上升，因而容易被一般人誤以為喝
酒可以保暖。天氣冷的時候，四肢末梢血管原本應該
收縮，減少熱量散失，但酒精剛好作用相反，讓四肢
血管擴張，增加散熱速度，讓老人家更容易失溫，所
以在天冷的時候應該避免飲酒。

抗精神藥物也會影響體溫調節，這對本來就有體
溫調節問題的老年人，無疑是雪上加霜。所以冬天除
了盡量避免飲用大量的酒精，抗精神藥物的使用也要
小心，如果因為疾病需要使用，要特別記得保暖。

多活動

老年人活動量減少，也會影響產熱與體溫調節能

力，平常適度運動可以維持體能，有助於體溫的維持。家中老人需要晚輩多多關心，天氣冷寒流來時「噓寒問暖」，提供保暖技巧，提醒注意室內溫度，一個小動作，可以同時傳遞孝心與保護老人家健康，一舉兩得。

您也可以這樣做

如果老人有這些徵兆，可能罹患低體溫：

● **行為改變：**
  容易生氣、意識不清、類似喝醉酒講話變慢、口齒不清，感覺嗜睡。

● **皮膚蒼白，尤其是臉部皮膚。**

● **臉部水腫或是眼睛周圍水腫。**

● **四肢冰冷，尤其是手指跟腳趾。**

● **頭暈跟顫抖。**

如果有這些徵兆，建議應該要馬上量測體溫，並進一步就醫尋求協助。

走路容易喘
心肺功能或體能的衰退

　　73 歲陳先生來門診就診，在門診會談時提到，最近這半年越來越沒用，走一段路就腳痠，沒有拿拐杖就快要跌倒，稍微爬個樓梯就氣喘吁吁。家人一起出門，才走一小段，就想上車休息，兒子覺得很掃興，陳先生也累到下次不想再跟他們出去了。

　　詳細問起來，陳先生有高血壓，沒有固定用藥控制，菸一天至少一包，抽了 50 年，沒有固定運動習慣，平常也沒有身體檢查，最近體力越來越差，才來看看是什麼問題。做了抽血、影像檢查後，確定有心臟肥大、肺氣腫、高血壓和腎功能輕微異常，平衡測試也發現平衡感不好，兩腳併攏就會站不穩。綜合這些檢查結果，可以得知陳先生的心肺功能不佳、運動量也不足。

呼吸系統的老化

　　為什麼老年人走路容易喘？一個人會喘是因為氧氣的供給無法應付身體活動的支出，但也跟疾病的進展速度快慢與心理情緒的影響有關係。隨著正常老化，會有許多身體的改變會影響到肺部的呼吸功能：

● 肺部的彈性組織減少。

● 胸腔變得沒有彈性與僵硬。

● 胸廓的前後徑增加。

● 呼吸肌肉的力量減少。

● 肺泡表面積縮小。

　　因為這些影響，隨著年齡增加，肺活量會減少，每次呼吸剩餘氣體會增加，有效換氣量就會變少。心肺功能好的人所表現的喘是大量運動後，耗氧量增加，身體為加速氧氣進入體內而增加呼吸頻率。

　　心肺功能衰退的老年人，之所以容易喘，可能是因為肌肉力量不夠、胸廓僵硬沒有彈性、或是

駝背壓迫胸腔，導致無法深呼吸，提高肺活量。因為
肺活量無法增加，身體為得到足夠氧氣只好加快呼吸
速度，這時候雖然很喘，身體活動其實還不夠，老年
人卻誤以為自己很喘就是體力不好，很累而沒力氣再
動了。這種類型的喘已經證實可以藉由運動改善，所
以有些老人家的喘是可以逆轉的。

心肺功能下降的影響

　　導致呼吸喘的原因，除了心衰竭與肺部慢性阻塞
性肺病等心肺疾病之外，減少活動也是很常見的原
因。減少活動會導致幾個生理反應：

　　乳酸在運動早期，會出現無氧代謝的產物，導致
運動早期會增加呼吸速率與深度，呼吸速度一快就喘
起來了。不活動導致體重增加、下肢肌肉萎縮，運動
時負擔增加就更容易喘。為了避免喘，減少活動，肌
肉就更加無力，陷入惡性循環。當老年人日復一日在
「無力→喘→不活動→更無力→活動更喘」的惡性循環
中，久了就認為體力衰退是無法避免的老化過程，在

家人提醒要多活動時，常會回應說：「都到了這個年紀，你還希望我怎樣？」我常勸老人家：「即使會喘，還是要多動，今天比昨天多走幾步也好，一天一天進步，身體也會慢慢進步的。」

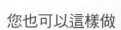

您也可以這樣做

　　感覺自己容易喘時，建議用「呼吸喘的嚴重度」量表來評估，這量表可以自己評分，從第三級開始，就代表已經出現呼吸喘的症狀，需要開始注意。如果達到第三級以上，建議盡早就醫，及早發現可以治療的疾病，例如心衰竭或是慢性阻塞性肺病，建議可以尋找胸腔科或是心臟內科的協助，如果不太確定，也可以先請老年醫學科醫師提供進一步的就醫建議。

　　呼吸喘的嚴重度可以區分為五級

第一級：劇烈運動才會喘。

第二級：平地快走或爬緩升坡會喘。

第三級：平地走路速度比同年齡的人慢，或用自己的速度在平地走路需要停下來休息呼吸。

第四級：走 100 公尺過程中需要停下來休息呼吸。

第五級：離開房子的距離，都會感到呼吸喘不過來，或穿衣服的時候會喘。

走路不穩常跌倒

　　老年人常莫名其妙的跌倒，有時候是絆到東西，有時候是因為頭暈，有時候是因為軟腳，但更多時候是自己都搞不清楚為什麼會發生。造成走路不穩的原因很多，簡單可以分成三大部分：肌肉關節、神經系統、心理因素。

穩定的骨骼關節與足夠的肌力

　　走路最重要的是整體骨骼關節與肌肉的協調性，老人跌倒最常見的是這個系統出了問題。肌肉的力氣不足，走路耐力下降，步伐縮短、腳抬不高，這種走路姿勢讓老人家走路變得很費力，所以行動的距離縮短，限縮了活動的範圍；如果家中沒有電梯，當老人家嚴重到無法上下樓梯，就只好被迫整天待在家裡，

活動量大幅的減少。

　　有脊椎與下肢疼痛的老人，常出現走路步伐變小，姿勢僵硬且前傾，走路速度緩慢。這種姿勢會讓老人家走路很不穩，只要地面稍有顛簸就容易跌倒，一定要治療疼痛並讓復健師調整步伐，以避免跌倒造成更嚴重的併發症。

　　建議一般老年人每天至少快走散步 30 分鐘，如果上午或傍晚氣溫較舒適，就各走 30 分鐘，有助於維持體能，預防失智，減緩衰退的發生。如果速度提高到感覺有點喘，更可增進心肺耐力，提升腦細胞再生能力。

　　對於步履不穩的老人家，如果評估確定是肌肉關節的問題，就需要在治療師與醫師的協助底下，訓練肌力、耐力與平衡感，在家中也要持續保持活動，家人若能給予滿滿的支持與鼓勵，老人家就會有持續維持運動的動力。

周邊與中樞神經系統的健全

骨關節、肌肉是個架子，神經系統就是負責連結與控制的中樞。單單有好的骨架，仍無法做很好的協調，需要有周邊神經的回饋、腦部適當的計算，才有可能得出最好的控制模式。

廣義的周邊神經訊號回饋，訊號來源包含平衡神經、感覺神經、眼睛等，腦部運用這些資訊，在很短的時間內進行分析與評估，立即送出訊息給身上的每塊肌肉，讓他們能夠維持全身平衡。從這樣的機轉可以知道，如果有周邊神經病變，例如：糖尿病的足部神經病變；眼睛的老年黃斑部病變、青光眼或白內障等視力退化；腦中風、腦炎、腦出血、失智症等中樞神經系統損傷，這個精密的計算就會出現問題，手腳因為不協調而跌倒。

因此老年人應該要盡量避免導致周邊神經、中樞神經與視力惡化的因子，妥善控制各種相關的慢性疾病，例如糖尿病、高血壓、高血脂、視網膜損傷等等，如果已經損傷而且無法恢復，就需要藉助適當的輔具

比如拐杖、助行器、步行車等，來協助活動。盡可能
維持日常生活的獨立對老人的身心健康有莫大的幫助。

危險易跌的環境

除了肌肉神經系統的影響，環境的風險也是很重
要的，家中有許多危險的環境，會增加老年人跌倒的
風險，例如：

- 潮濕的浴室。
- 家中會移動的小地毯或紙張、電線。
- 沒有扶手跟止滑設計的樓梯。
- 燈光昏暗。
- 家中門檻跟階梯。
- 穿無止滑設計的拖鞋。
- 家具擺設影響走路動線。
- 椅子高度偏低。
- 多焦點鏡片眼鏡。
- 不平整的地面。

害怕跌倒的心理建設

　　跌倒過的老年人，即使沒有受傷，仍會在心中留下陰影，因為「搞不清楚怎麼會摔跤？」害怕下次又會無預期的突然跌倒，這是一般人的正常反應，為了避免跌倒，老人家走路越來越小心翼翼，步伐越來越縮小，身體越來越前傾，雙腿向外張開，腳也盡量不抬高。

　　這樣的姿態可以讓身體感覺比較穩，短暫達到不跌倒的目標，卻大大增加走路的負擔，所以能走的距離變短，疲累的程度增加。面對心理壓力過大的老年人，找出跌倒的原因，選用適當的輔具，安排積極的復健治療，是恢復心理健康的第一步。心理健康了，才有可能逐漸恢復正常的步伐。

　　恢復需要一點時間，所以大多數走路不穩的老人都需要輔具協助走路，但總是有些老人排斥使用輔具。雖然知道使用輔具可以讓走路不那麼費力，比較穩也比較安全，但因為使用輔具好像就是承認自己老了、退化了，擔心周圍親友看到會不好意思，所以即

使走路不穩，還是不拿任何輔具。其實輔具僅是在復健療程的過渡期使用，協助姿勢調整，等到肌力變好、走路變穩、恢復信心之後就可以拿掉，不是一直都需要。

隨時從肌肉關節、神經、心理三方面來觀察老年人的行走問題，適當提供介入與照護，將可大大降低跌倒的風險。不妨問問家中長輩：「這一年內有沒有差點摔跤或跌倒的經驗？」接著進一步探問老人家摔倒當時的感覺，看是不是因為頭暈、疼痛、肌肉無力、神經麻痺或其他心理壓力的原因？針對問題尋求醫師的專業協助，才能維持老年健康與獨立自主的生活。

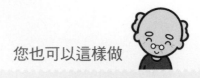

您也可以這樣做

起身、行走測試

　　請老人坐穩後起身開始計時，用最快的速度向前走 3 公尺後迴轉，走回原先的椅子再坐下停止計時；若花費的時間大於 20 秒，需進一步評估；15-20 秒之間需要再追蹤；15 秒內為正常。

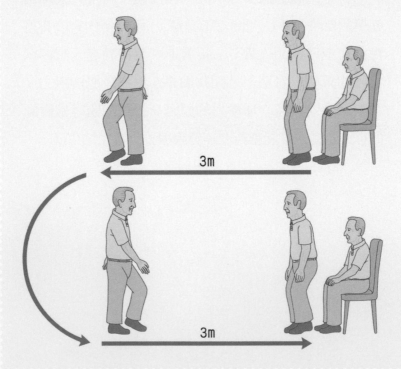

　　由臺北市政府衛生局出版的《步行困難老人居家安全手冊》，裡面有詳述居家安全應該注意的事項、居家安全檢核表、輔具使用建議與居家改善建議等，用來檢視家中環境是否安全的工具，讀者朋友若有需要可自行上網參閱。

第二章

是老化還是疾病

「疾病」或「老化」，有時只是一線之隔：

● 衰退表現較輕、速度較慢的，被稱作「老化」。

● 衰退明顯、快速，影響器官功能的稱作「疾病」。

現行醫療，偏重照顧「單一個別疾病」，而非「整體照護」，醫師在短暫的門診時間內，很難區分老化與疾病之間的差異，因此需要家人一同把關。

為什麼老人會騎車在路中間

學生時代騎車經過地下道旁的機車道，常看到老人家騎腳踏車或機車在車道的中間，年輕人從兩旁快速地呼嘯而過，十分危險。

那時候想：「為什麼這個老先生騎車不靠旁邊一點呢？占著車道中央，不僅自己危險，也讓別人危險。」直到一次門診，有位家屬抱怨他父親騎車過地下道，都習慣騎在路中間，有幾次差點跌倒，叫他不騎車也不肯聽，希望我幫忙勸勸他父親。

「為什麼您騎車，喜歡騎在路中間？」其實我也很好奇，馬上問病人。

「你們年輕不懂啦，過了七十歲，也不知道為什麼，騎車進入地下道就會緊張，怕碰到旁邊的牆壁，所以騎在路中間感覺比較安全。」

　　一聽完，我幫這位老伯伯進行簡單的平衡感測驗，例如：兩腳併攏站立，跟兩腳一前一後練習走一直線，發現他的平衡感有點問題，平衡功能缺損在騎車的時候會顯著影響穩定度。平常道路較寬問題還不大，如果經過狹小的地下道，就會有影響。這原來是老人家騎在路中間的原因啊，我恍然大悟。

　　隨著年齡增加，許多疾病會導致各種活動功能逐漸下降，這包含了退化性關節炎、周邊神經損傷、平衡神經功能異常、肌肉力量與耐力下降等，在在影響日常生活的活動，甚至增加跌倒風險。我們逐項解釋：

退化性關節炎

　　老年人最常見影響活動的關節，是膝蓋、髖部與腰部關節。膝關節與髖關節直接影響腿部的運動，如果出現疼痛問題，就會一跛一跛的，無法用正確步伐走路，速度也會受到影響，走起來不流暢，也走不久。

　　膝關節和髖關節大家可能容易理解，為什麼腰部關節也會有關係？這是因為維持正確步伐需要挺直上半身，如果腰部關節有問題，常見是肌肉痠痛、拉傷

甚至脊椎骨折，就會出現前傾姿勢。前傾會改變走路的重心，行走過程很難保持平衡，前傾的姿勢對於腰椎的負擔也較大，需要扶著助行器或是輪椅才能走得比較穩。不管是使用怎樣的工具協助，這些姿勢在走路的時候都比較費力，身體容易感到疲憊而無法走遠。

膝關節、髖關節的保養建議

下樓盡量搭電梯，因為下樓梯會造成膝蓋很大的負擔，為了減輕下肢關節的負擔，行走時盡量能不要拿東西就不要拿。老人家千萬不要為了減輕膝蓋與髖關節的負擔而節食，可以用增加運動量來減重，節食容易造成營養不均衡，導致肌肉量減少，肌力與耐力都變差。

腰部關節的保養

- 禁止彎腰拿東西。
- 不要坐柔軟靠背的沙發。
- 多站立，減少坐與躺的時間。
- 訓練背肌與腹肌的強度。
- 多做腰部的伸展活動操。

● 減少負重。

周邊神經損傷

周邊神經分兩種：

● 感覺神經，傳達身體各部位的感覺到腦部。

● 運動神經，將大腦計算後的結果，傳達給身體的肌肉細胞。

隨年齡增長，傳達身體姿勢與位置的感覺神經會開始退化，一方面資訊傳遞速度比較慢，另一方面傳遞資料的量也不足，導致腦部接收到資訊來不及計算，難以調整姿勢維持身體平衡。這也是老年人遇到路上高低不平時，容易跌倒的原因之一。尤其長期糖尿病合併末梢神經麻痛的患者，這方面的問題會更嚴重。

遇到神經損傷導致感覺神經受損的問題，可以藉由拿拐杖的手，來獲取地面與身體姿勢的相關資訊，讓腦部可以同時有多點資訊做計算，以增進平衡；而且拐杖也有部分支撐的效果。

　　所以碰到有末梢神經病變的老人家，我都會建議拿拐杖避免跌倒，同時補充提供神經營養的維他命，建議至少要包含維他命 B1, B6, B12 這三種與神經生長相關的維他命，如果是糖尿病患者，控制血糖穩定，也可以減緩周邊神經損傷。

平衡神經功能異常

　　維持平衡除了足底神經，還有內耳前庭神經。老年人的前庭平衡神經會隨著年齡而退化，聽力神經受損的人，通常平衡神經的狀況也不好。

　　平衡神經一旦受損，單用拐杖無法明顯改善其症狀，需要多做針對平衡神經所設計的肢體平衡訓練，才能有顯著的改善，這個部分需要由復健科醫師安排適當的平衡訓練計畫。

　　如果在家中要訓練平衡感，首先要確保家裡有人可以在訓練的時候在旁協助，因為平衡感的訓練可能會跌倒，一定要有人陪伴。

　　平衡感訓練的方法：

● 踩在軟墊上，一前一後站立訓練。

● 練習走一直線。

這些是簡單的訓練，如果想要更詳細的資料，可以請教復健科醫師與治療師，他們可以針對每個人不同的狀況提供大家個別化的復健治療處方。

下肢肌力與耐力下降

負責抬起大腿的肌肉，是老年人下肢無力最早開始出現症狀的位置。肌肉無力造成行走姿勢不正確，改用費力的姿勢走路，走路就容易疲累，一旦疲累走路就更不穩，形成惡性循環：力氣下降→走路姿勢不正確→容易疲累→姿勢不穩→怕跌倒→減少活動→力氣下降……為了打斷這個循環，需要正確的復健訓練。

訓練下肢的肌力與耐力，在家可以做抬腿訓練與踩踏固定式腳踏車。有了肌力與足夠的耐力，還需矯正錯誤的走路姿勢。

正確的走路姿勢是把背部挺直，雙手自然擺動，步伐大小約 50 公分，兩腳膝蓋在走路的時候，幾乎快

要碰在一起，走路腳跟著地，然後腳尖離地，這樣才是正確、省力的姿勢。

　　肌肉力量不足的人，走路步伐較小，雙腳張開與肩同寬，整個腳板一起離地之後一起著地，這樣的走路方式比較費力，肌肉力量已經不足，錯誤姿勢還更費力，無疑是雪上加霜。如果老人家復健後還是無法獨立行走，可以適當選用輔助工具，拐杖或助行器都好，走路這件事急不來，一步步校正錯誤，慢慢累積才可能達到顯著的進步。

　　老年人常因為跌倒受傷，害怕再跌倒而減少活動，或改變原先正常的走路姿勢。減少活動將導致體力下降，用不正確的姿勢走路，則讓走路更費力，這一減一增，反而讓走路不再簡單輕鬆。從此不敢自己隨意走動，整天或躺或坐休息，衰退更快。

　　當老人家出現上述問題，一定要盡早尋找專業醫師協助，依個別需求安排復健計畫與指導，家人或朋友應多陪伴與鼓勵老人家活動，避免輕率決定使用輪椅，或坐臥床上不敢活動，這樣才有機會恢復正常行走。

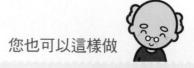

您也可以這樣做

在做平衡功能測試之前，需要有家人或是朋友在旁協助，並有適當的支撐物在旁可以隨時扶持，避免因為測試導致不平衡而跌倒受傷。

平衡功能測試

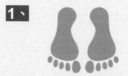 1、　　兩腳平行站立。

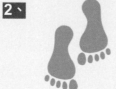 2、　　稍微前後分開，還是平行站立。

 3、　　雙腳一前一後，呈一直線。

 4、　　單腳站立。

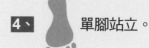

　　一般來說，平衡功能正常的長者，可以完成這 4 個動作，或是經過幾次練習後就可以完成這些動作。如果有哪一個動作在進行時不順，同時最近有跌倒，就需要進一步就醫檢查。跌倒事件的發生，指的是「這一年內」是否有跌倒事件發生，若答「否」為正常；若答「是」則為異常。

肌肉力量測試：從椅子上的坐姿到站立測試

　　找一張有靠背的椅子，準備可計時的馬表，從坐姿開始，計算到 30 秒，總共能坐下、站起身幾次。

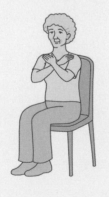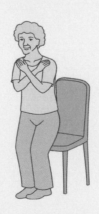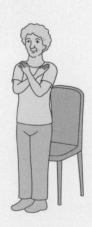

　　下表是不同年齡層的站立次數列表，舉 60-64 歲為
例，如果有 100 位這年齡層的女性長輩，排序第 25 位
(25%) 的長輩，可以做 12 次，排序第 75 位 (75%) 的長輩，
可以做 17 次，以下類推。

年齡 / 歲	站立次數 / 女性	站立次數 / 男性
60 - 64	12 - 17	14 - 19
65 - 79	11 - 16	12 - 18
70 - 74	10 -15	12 - 17
75 - 79	10 - 15	11 - 17
80 - 84	9 - 14	10 - 15
85 - 90	8 - 13	8 - 14
90 - 95	4 - 11	7 - 12

　　一般來說，如果站立次數小於 8 次，需要進一步評
估與運動治療。

腰痛，是不是骨刺壓到神經

　　一位 83 歲的老伯伯，拿著拐杖還是舉步唯艱、彎著腰走進診間，劈頭就問：「醫師，我的腰好痛，是不是骨刺壓到神經？」

　　很多腰痛的老人都會擔心「是不是長了骨刺去壓迫到神經？」坊間傳說，嚴重腰痛就是長骨刺壓到神經才會這麼痛，如果不管站、坐、起、臥、走路都痛到無法忍耐，就代表需要動手術，這時候吃藥或是復健都已經沒有用，其實不一定，早日就診醫生檢查過後才能判斷。

　　老伯伯的陳述是：「四個禮拜前，彎腰拿一個放在角落的半人高瓷花瓶，花瓶有點重，搬動時感覺腰閃到了，當下揉揉覺得還好，也就沒在意。沒想到疼痛一直沒有好，這兩個星期還越來越嚴重，痛到下床跟

睡覺都受到影響。」

　　獨居的老伯伯，以前每天自己處理三餐、打掃、洗衣服，這兩個星期卻連起床都有問題。「我之前有在家附近診所看過醫師，吃了止痛藥感覺沒啥效果，又不想隨便去推拿按摩，很擔心是不是長骨刺壓到神經。醫生，我會不會癱瘓？」身邊沒家人照顧的老伯伯，說得眼眶泛紅。

　　經過檢查，發現疼痛部位在腰部脊椎兩旁的肌肉上，主要在右側，疼痛的範圍向下蔓延到臀部跟大腿，有個壓痛點在腰椎第三節旁，沒有出現發麻與無力症狀，肌腱反射正常。

　　「伯伯請放心，活動腰部雖然會疼痛，但是您沒有腿部發麻、痠痛、無力，腳的肌肉反射也正常，腰椎 X 光也沒有發現骨折和錯位，雖然有長骨刺，但沒有壓迫神經的症狀。從這幾點來看，您只是腰部肌肉扭傷而已，沒有大礙。」

　　「真的只是閃到腰而已嗎？」老伯伯驚訝中難掩懷疑：「為什麼這麼嚴重？我真的沒有長骨刺壓到神經嗎？沒有壓到神經也會這麼痛嗎？」

「這是因為一開始您閃到時，疼痛沒有被適當的治療跟處理，所以範圍漸漸擴大，從本來的腰椎擴大到臀部和大腿，請放心，經過這次治療，您的疼痛就可以得到改善。」老伯伯開心的咧嘴一笑：「太好了，真不敢相信這麼簡單，我又可以恢復原來的生活了！」

我開了一些止痛藥物，考量到老伯伯的腎臟功能與胃腸系統較脆弱，使用不傷胃與腎的止痛藥物，再合併局部消炎貼布一起使用，同時建議老伯伯去復健，利用物理治療來止痛，並趁這機會訓練腰部的肌肉力量。過了一個月，老伯伯回診，精神看起來不錯，說話有力氣，走路也沒再用拐杖了。可是一坐下就急著問：「現在疼痛減少了一半以上，平常一般的走動與活動，大致已經恢復正常，醫師，我可以停藥了嗎？」

我建議藥物再吃一個月，等到完全恢復再漸漸停用，避免疼痛復發。一個月後，伯伯的疼痛幾乎完全消失，之後止痛藥物就在一個月內逐漸的減量，最後完全停用；整個藥物與復健治療的時間，花了整整三個月。

　　腰部疼痛，常被誤會成「長骨刺壓迫到神經」，其實多數腰痛，都是來自關節不穩定或骨骼、肌肉的損傷。

　　輕微的腰痛是肌肉拉傷，嚴重的是脊椎骨折；壓迫到神經的情況並不常見。如果沒有骨折或神經壓迫，是否代表疼痛就沒關係呢？其實不然。

　　有研究指出：長期慢性疼痛容易出現憂鬱症狀，也會影響睡眠與食慾，長期疼痛的老人常伴隨體重減輕、意志消沉，最後導致身體活動功能衰退，間接影響步態跟行走功能，步態不穩容易跌倒，甚至因而骨折，骨折後可能從此需要輪椅代步，更嚴重點甚至臥床不起了。

　　以這位老伯伯為例，因為肌肉拉傷，導致日常生活出現問題，長時間疼痛讓他意志消沉，開始有憂鬱的情況出現，覺得自己身體越來越不好，睡眠、食慾都變差，最後體力也跟著衰退。一旦疼痛得到妥善治療，老伯伯又生龍活虎了。

　　　　　　　　　　肩膀疼痛也是常見的問題，發生的原因多數與肌肉損傷，韌帶發炎或斷裂有關，少部分是外傷骨折所造成。建議如果老人家有肩膀疼痛問題，可以先尋求復健科醫師的幫助，看看是什麼問題。醫師會依照個人需求，建議復健治療或進一步轉介骨科進行手術修復。

　　至於膝蓋疼痛，多數是退化性關節炎所造成，嚴重的患者需要做關節置換手術與復健，來改善嚴重疼痛問題。少部分是因為感染、痛風或滑液膜發炎所導致，治療跟處理的方式不盡相同，所以如果有疼痛問題，應盡早就醫診治。

「疼痛處理」在老年生活中非常重要

　　如果疼痛得到妥善處理，可以改善病患的生活品質，增加活動能力，避免疼痛帶來的併發症與後遺症。一般來說，疼痛多數可以緩解，但需先了解形成原因，避免這些因素持續出現，在減輕疼痛前先預防下一次受傷。常見導致疼痛的危險行為包含：

● 彎腰拿重物。

● 坐在汽車前座，轉身拿後座物品。

● 拿超過自己平常可以負荷的重物。

● 平常不活動，沒有暖身就進行激烈運動。

這都是老年人傷害常見的原因。除了避免這些危險行為，在此提供幾個一般性的預防與保養建議：

維持關節活動與伸展

平常較少活動的關節與姿勢，最容易發生扭傷的狀況。損傷常出現在我們轉身拿東西、搬重物、取高處的物品、彎腰提東西的時候，因為不常使用這些部位的關節或是肌肉，猛一使勁，便造成損傷。平常若能依個人體能，做適當的運動，維持好肌力、平衡感與柔軟度，不勉強身體做無法負荷的動作，如此一來因為姿勢不良造成的疼痛就可以減少。

若疼痛已經出現，適度休息很重要

一般老年人遇到疼痛的狀況時，要不持續勞動，忍痛做事；要不就完全的休息，躺在床上或是坐在椅

子上，一動也不動；這兩種狀況都不適當，應該要適度休息，但盡量維持基本活動。

當關節損傷疼痛時，要盡量避免會再度引起疼痛的類似動作，盡快就醫，使用藥物或復健治療減輕疼痛程度。針對沒有受傷的部分，應該要多加活動，避免因連帶不動過久，造成肌力喪失的後遺症。

沒有損傷的部位如果過度休息，會使本來正常的肌肉萎縮無力。無力的肌肉會讓關節不穩定，關節受力增加，可能會讓本來正常的關節開始疼痛。

躺在床上最常見的是腰背部肌肉的萎縮，使得肌肉力氣跟耐力都不足，出現無法久坐與久站的狀況，什麼姿勢都腰痠背痛，所以就更延長躺床的時間，造成惡性循環。肌肉力量下降，活動範圍與能承擔的重量因此受到限制，就更容易因為姿勢不良而產生進一步的傷害。

您也可以這樣做

　　一般來說，腰痛是與周邊肌肉、韌帶或關節的過度使用有關，不一定有受傷。但有些腰痛卻跟某些嚴重疾病有關，例如：脊椎感染、骨折、腫瘤壓迫、腎臟疾病等，若腰痛出現以下幾種合併症狀，代表比較危險與嚴重，需特別注意。

危險腰痛徵兆

- **麻木、刺痛或無力：**
  表示神經可能被壓迫需要盡快處理。

- **下背痛延伸到下肢：**
  表示脊椎神經可能被壓迫。

- **排尿或排便功能出現異常：**
  如果合併肛門附近感覺異常，表示腰椎神經被壓迫，需緊急就醫治療。

- **腰痛合併發燒或發冷：**
  可能是腰椎感染的徵兆；比較容易發生在免疫功能低下的人，一般人很少出現。

- **體重減輕與衰弱：**
  這症狀有可能是惡性腫瘤所導致，需要進一步的

檢查與評估。

如果腰部疼痛是在受傷後立即出現，快速導致無力、嚴重麻木，甚至影響到大小便的功能，就表示有「神經壓迫與受損」的可能性，需要立即就醫。但比較輕微的疼痛，如果經過休息還無法緩解或更加惡化，仍需要就醫，一般可以徵詢復健科醫師或神經科醫師的意見，評估是否需要進一步檢查或接受復健及藥物治療。

疼痛評估工具

疼痛評估工具最簡單的就是 10 分量表，疼痛程度從 0-10 分計算，0 分是不痛，10 分是最痛，利用這個工具可以清楚的與醫師溝通並了解自己的疼痛程度還有改善的狀況，或評估治療的效果。

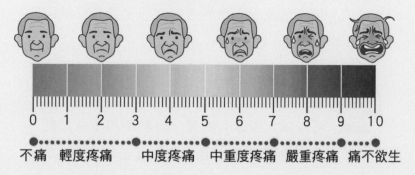

手抖，是巴金森氏症嗎

在門診，常有老年人因為手抖來就醫，家人擔心是不是得了「巴金森氏症」？

巴金森氏症是一種腦部退化性疾病，病人表現在外的症狀是手抖、肢體僵硬、步態緩慢、平衡感不好、活動功能受到限制。這個疾病影響範圍是整個腦部，常會合併情緒、腸胃、自主神經、感覺異常等症狀。因為身體多處功能都受到影響，所以巴金森氏症的病人到晚期變得比較不好照顧。

可以讓大家放心的是，多數手抖來就診的老人，並不是巴金森氏症，絕大多數是老年「神經功能輕度退化」。根據研究指出：大於 55 歲的人之中，

約有 40% 的人有手抖症狀，較常見於非慣用手。這些手抖的病人之中，95% 以上的個案，其症狀都不會嚴重到讓日常活動出現問題，生活完全正常。

由此可知，手抖不等於巴金森氏症；大多數手抖只是老化的症狀之一，其中少數才是疾病所導致。老化造成的症狀變化較緩慢，3-5 年內的改變很輕微，如果是疾病造成的，例如巴金森氏症，除了手抖還會合併僵硬、步態緩慢、平衡不佳等症狀，惡化速度也比較快，一般兩年內就會看到病人出現顯著改變，嚴重影響日常生活功能。

常見巴金森氏症的運動症狀

一般來說，巴金森氏症的病人從外表可明顯看出：

靜態震顫

典型的巴金森顫抖是指休息時所出現的顫抖為主，病情嚴重時，休息跟活動的時候都會抖動，一開始單側先出現症狀，最後雙側都會出現。

動作遲緩

動作速度變慢，流暢度也受到限制，做一個動作病人要想很久。

僵硬

僵硬是巴金森氏症很常見的症狀，出現僵硬的部位主要在四肢，病情嚴重時，連脊椎活動都會受影響而變得僵硬，因為僵硬，活動速度也變得緩慢。

失去姿勢反射

一般來說當地面傾斜或高低不平時，身體重心不穩，失去平衡；一般人可以藉由一些反射動作來調整姿勢跟重心以避免跌倒。但這樣的狀況如果發生在巴金森氏症的病人身上，身體因應地面變化的能力減退，保持平衡就變得很困難，因此他們容易絆倒，或是一遇到坑洞就跌倒。

前屈姿態

　　巴金森氏症會導致肢體僵硬，多數病患會因為重力而身體有點向前傾斜，這樣的姿勢一久就會出現輕微駝背，加上老年人常有骨質疏鬆症，駝背的狀況會更嚴重。因此巴金森的前屈症狀在老年人比年輕人嚴重，這樣的姿勢也常加重腰背與頸部的痠痛，導致不舒服的症狀更多、更明顯。

冰凍狀態

　　這是種特殊的症狀，有時候巴金森的僵硬與遲緩會突然加重，導致病患好像被黏住、無法活動。這樣的狀況在越緊張的時候越容易出現，比方病人在急著過馬路時，會突然發作，因此有部分巴金森氏症病患會害怕穿越馬路。

巴金森氏症病特徵

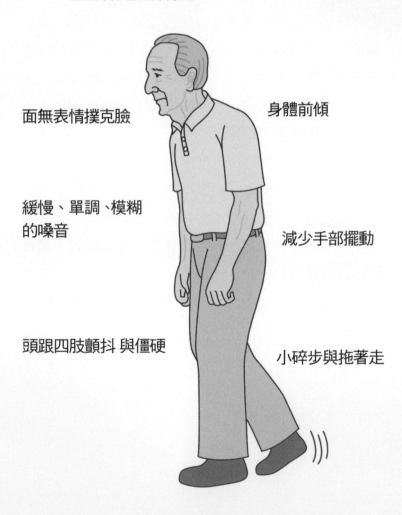

面無表情撲克臉

身體前傾

緩慢、單調、模糊
的嗓音

減少手部擺動

頭跟四肢顫抖 與僵硬

小碎步與拖著走

巴金森氏症的運動症狀分級

巴金森氏症的運動障礙症狀會慢慢加重，依侯葉指標（Hoehn & Yahr, 1967 年）可分為五個階段：

第一級：只有單側症狀。

第二級：開始出現雙側症狀，但不影響活動平衡。

第三級：開始出現步態不穩等平衡問題，但活動不需他人協助。

第四級：活動功能受到明顯的限制，但仍可以在沒有他人協助下，勉強自己站立與行走。

第五級：需要他人協助才能夠活動，要不然只能夠坐在輪椅或躺在床上。

巴金森氏症的非運動症狀

巴金森還有許多其他系統的症狀，這些與運動不相關，所以稱作非運動症狀。包括：

● 神經精神症狀：憂鬱、失智、冷漠、焦慮、幻覺產生等等。

● 睡眠障礙：腿不寧症候群、失眠、清晰夢境。

● 自主神經症狀：急尿、夜尿、姿勢性低血壓、異
　常流汗、性功能失常。

● 腸胃道症狀：吞嚥困難、噁心、便秘、流口水。

● 感覺症狀：疼痛、感覺異常、嗅覺異常。

● 其他症狀：疲累、體重改變、視力模糊、複視。

　　調整這些運動跟非運動症狀是巴金森氏症病患的治療重點，一方面藉由藥物調整改善僵硬與部分非運動症狀，再藉由關節活動、肌耐力訓練來改善僵硬、前屈姿態與耐力差等問題。當病患的症狀加重，影響平衡時，就需要進行跌倒評估，考量是否需要輔具來避免跌倒。藉由多管齊下，達到症狀緩解，將自主生活能力維持到最後一刻。

　　雖然多數手抖只是老化的表現，但與某些疾病初期的症狀難以區分。需要綜合參考其他合併症狀才可以知道是正常老化或是其他疾病。

　　如果手抖合併僵硬、步態不穩與緩慢，甚至表情僵硬出現撲克臉，則可能罹患了巴金森氏症。如果只

有手抖，拿東西時手出現無法控制的劇烈搖晃，拿水杯會搖到把水濺出，同時有家族遺傳的狀況，可能是本態性震顫，這是第二常見具有遺傳傾向的顫抖疾病。

　　這兩類疾病都不是正常老化的過程，如果老人家手抖符合上述兩種情況之一，建議還是到醫院請神經內科醫師進一步確定診斷，目前這兩類疾病，都有藥物可以治療與控制症狀。

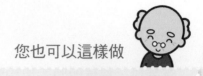

您也可以這樣做

　　如果有這些巴金森氏症的典型症狀，須及早就診請
教神經科醫師：

- 手腳休息時顫抖。
- 走路步態緩慢。
- 四肢僵硬。
- 平衡不好。
- 症狀是單側開始發生。

如果已確定巴金森氏症診斷後，需注意下列幾件事：

- 平衡功能是否正常，是否常跌倒？
- 認知功能是否缺損，是否有早期失智徵兆？
- 平常活動量夠不夠，有沒有每天活動超過一個
  小時？
- 是否定期回診與服用藥物，剩餘未吃藥物是否
  過多？

走不動，只是累了嗎

「最近好容易累，尤其上次感冒後，整個人就沒了元氣，出門走一下子就要休息，起床一下子就累到要再回去睡，覺得自己真的是老了、不中用了。」老人家這樣自怨自艾，不少朋友都聽過吧？

年輕人得了重感冒，整整一個星期才稍微好一點，之後持續咳嗽兩周，好不容易才恢復。即便剛痊癒，一時間難免還會覺得容易累、食慾不振、想睡覺、做起事來提不起勁。一樣的狀況在老年人身上也會發生，老年人恢復速度慢，有時還合併支氣管炎或肺炎，甚至導致多重器官衰竭，小小的感冒造成很大的傷害。

老年人一旦生了病，體能會下降很快，還常連帶影響食慾導致營養不良，或因為長時間臥床休息出現肌肉萎縮。病好了之後，人也瘦了一大圈，雙腿無力，

甚至嚴重到無法自行走路，需要輪椅代步。

很多老年複雜疾病，都是從小問題開始

例如感冒、跌倒腰痛、肺炎或泌尿道感染，這些病症常會讓老人家感到疲累、精神不好，但因為不知道怎麼讓自己變好，於是就「自行決定」多休息。沒想到過度休息反而導致體能衰退，最後連起身站立都很困難，只能長期臥床不起。晚輩也因為對老人身體機能不夠了解，不知道什麼都幫長輩做，只會把原本還算健康的老人，變成衰弱的老人；一衰弱就更容易生病，一旦生病，就每況愈下，最後連進食與大小便功能都出問題，身體功能越退越快，不知不覺就步步接近死亡。

這種「感覺累了，就上床躺」的感覺，只要撐過去、持續量力漸進增加活動，家人朋友在旁給予心理支持與鼓勵，在初期大多是可以恢復的。多數老人的體力可以恢復到生病前的九成以上，甚至有些

還比生病前的狀態更好。

　　老年人的身體常會影響心理，活動不方便需要別人照顧的老人，心情容易低落，因為不想麻煩別人就懶得出門，因為怕人家嫌麻煩就自動減少社交活動。心理又回頭影響生理，活動量減少，恢復的狀況就更加緩慢，有時甚至沒機會恢復就惡化了。

給老人一個希望，有時候比藥物還有效

　　當老人身體狀況或行為改變時，先了解問題是出自心情還是體能上；心理問題如果不容易化解，適當的陪伴可以避免情緒惡化。老人家最常見的情緒問題是憂鬱症，造成的原因少部分是因為家中發生重大變故，有些則是其他疾病的合併症狀，例如之前提到的巴金森氏症、失智症、腦中風與甲狀腺功能低下，都可能合併出現憂鬱症狀。心情憂鬱的老人家很需要陪伴，如果狀況比較嚴重，可以服用抗憂鬱藥物穩定情緒，有些人的憂鬱是因為腦部神經傳導物質缺乏或不足，補充抗憂鬱藥物可以改善情緒低落，讓心情好一

點。

　　如果是體能衰退造成的身體狀況改變，治療方法相對簡單，透過自主運動訓練體能，可以改善虛弱無力的疲累感，他人協助的被動關節活動是無效的，所以需要老人家自己願意運動才可以。體能好的人元氣十足，體能訓練，不只提升整體肌力跟耐力，當身體活動狀況有進步，自覺滿意度與自信跟著提升，社交活動也隨之增加，整體情緒狀態就變好了，所以身體與心理會互相影響。

　　幫助老人，很重要的是要給他一個目標，一個現階段能夠達到的目標，這個目標的建立，可以讓老人家有一個努力的方向。藉由逐步達成這些目標，一方面能培養老人家的自信心，另一方面也能增進體能，心理與生理的共同恢復，如此才能夠達到老人健康的目的。

　　老年人的運動，最簡單的就是每天散步 30 分鐘，一天至少一次，兩次更佳，速度可以越快、腳

步越大越好，循序漸進，逐漸加快速度，甚至小跑步一下都好，重點是自己感覺到有一點點喘，但還可以接受的範圍。

時間盡量選擇溫度適宜的時候，過冷或過熱都不適合，所以寒冷的清晨與深夜，或是炎熱的中午，都不是好時機。如果老人有其他運動習慣，請盡量繼續維持，但要注意熱身運動，避免運動傷害。

如果天冷不方便出門，現在很流行的健身器材—固定式腳踏車(飛輪)也很適合，尤其對於耐力不足的老年人，每天固定踩踏30分鐘，可以訓練耐力，是很安全與健康的運動方式。詳細的運動方式，可以詢問信賴的老年醫學科或復健科醫師，依照個人不同的體能狀況，提供「客製化」的建議。

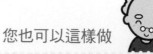

您也可以這樣做

　　老年人的體能可以用「6分鐘走路測試」來做檢查，測驗方式是讓長者開始走路，測試距離單位為公尺，需要有一個可以測量走路距離的工具，可能是跑步機，或是任何可以測量距離的空間，和計時馬表，就可以開始這簡單的測試。

　　長者要盡力走到最長距離，如果累了可以休息，但是要盡快在時間內重新開始，休息的時間還是要計算在6分鐘內，所以這6分鐘之內，馬表都是持續計時的。

預測正常值的計算公式

218 + (5.14 × 身高 / 公分 − 5.32 × 年齡 / 歲 −1.80 × 體重 / 公斤 + 51.31 × 性別 / 男性 = 1、女性 = 0)

　　如果您6分鐘能走的距離 (公尺)，低於上述公式計算出來的數字，表示您的體能狀況在衰退，這個數值代表體能狀況需要注意，需要進一步找復健科醫師、老年醫學科醫師協助評估或治療。

越老越不可理喻，正常嗎

「最近我媽媽整天窩在家裡，意興闌珊。她以前可不是這樣，常出門四處走走，有人約，她也會去玩個三天兩夜。」

眼前是位八十多歲的老奶奶，專職的家庭主婦，年輕時打理家裡一切大小事務，子女成家後住在附近，家中只剩兩老。先生三年前過世，女兒發現母親走路不穩常跌倒，生活上需要有人幫忙打理，請了一位台籍看護來照顧，子女輪流探視，有時候也會在母親家過夜。

「她常常半夜起來找東西，找不到的話就一整晚不睡，我們常被挖起來陪她找，大家白天都要上班，這樣折騰都快受不了，醫生，出了什麼問題，怎麼會變這樣？」

　　老奶奶一言不發，只是坐在輪椅上發呆。

　　「我媽就這樣，之前有陣子走路莫名其妙常跌倒，她越怕就越不肯自己走，最近大多待在床上或是輪椅上發呆，三餐端到她面前，可以自己吃；刷牙洗臉上廁所、洗澡，需要有人協助，常會重複詢問一樣的問題，甚至一再追問我爸是不是出差還沒回來？原本大家以為她是思念過度，安撫一下後也不以為意。」

　　前天晚上，女兒在媽媽家過夜，老奶奶半夜又起來翻箱倒櫃，找一件當下想穿的衣服，找急了，把女兒、看護全叫起來幫忙找，找到天亮大家都累翻了也沒找到，老奶奶沒事似的倒頭睡覺，睡醒完全忘記前一晚發生的事情。兒女討論後發現媽媽有越來越多的反常舉止，決定到醫院徹底檢查。

　　老奶奶有明顯的失智問題，只是造成失智的原因還不明確，需要進一步追查，所以便安排住院接受檢查。抽血檢查沒有發現甲狀腺功能低下或是維他命 B12 缺乏，肝腎功能也正常。認知功能測量發現記憶力、判斷力、專注力、執行力、命名、算術等功能都受損。腦部影像檢查發現，老奶奶過去曾有多次無症狀

的中風與明顯的腦萎縮，因此最後診斷是「血管性失智症」，這是一種因腦血管阻塞導致腦部功能受損的失智症，常與中風合併存在，僅次於阿茲海默氏症，是第二常見的失智疾病。

失智症狀通常緩慢出現

許多症狀是一個一個接著來，不是短時間連續出現，大家面對老人第一個奇怪的言行舉止時，雖然覺得不合理，但總會「想當然耳」幫老人解釋原因。接著對老人出現的第二個、第三個怪異行為就會用相同模式來解釋。直到有一天，發現怎麼樣都無法跟老人溝通時，才回過神來想，這幾年爸爸或媽媽真的變很大、差很多，即使來求診，心裡還是希望是「老化的必然現象」造成的。

「不就是老了嘛！」很多老人奇怪的言行舉止，看在兒女的眼裡，認為是自然老化的必經過程，每個人歲數大了都一樣，其實不然！

　　在一般人的認知裡，因為年紀大，記憶與活動功能理所當然會衰退。事實上，多數老年人記憶力雖然沒年輕時那麼好，但也還不差，六成以上的九十歲高齡者，腦部功能都還在正常範圍，沒有因為老就失智。

老年人「記憶不好是應該的」錯誤印象

　　隨著年紀增加，記憶力會隨之減退，尤其在 50 歲左右會有第一波明顯的下降，雖然偶爾會忘記一些事情，但對生活沒有任何影響，這樣的狀況到了 90 歲，大腦的功能還是可以自理簡單的生活，不需要依賴他人，這才是所謂的老化。

　　但失智症就不一樣了，隨著年齡增加，記憶力、專注力、空間感等功能會持續減退，漸漸地無法進行平常熟悉的工作，連簡單的工作都做不好，然後無法自己買東西、管理錢財，最後連洗澡、穿衣、吃飯、大小便都需要他人幫忙才能夠完成，再也無法自己生活。

　　通常家屬是慢慢適應老人所出現的奇怪行為，因

為沒想到是疾病的先兆，就用很多理由來解釋這些不合理的現象，從一開始忘記熟悉事務的操作、忘記兒孫的名字，接著偶爾忘記怎麼回家，或是煮飯做菜時，調味料用得跟過去相反，鹹的煮成甜的，這些事情都算「人老退化嘛，在所難免」，這些徵兆一再被兒女與配偶包容跟解釋，直到最後出現妄想跟幻覺，甚至大小便失禁，才驚覺事情不對勁了。

　　這也是老奶奶在有失智症狀發生的三年後，才到醫院求診的最大原因，只是這時，老奶奶已經中度失智了。

這些狀況，該不該擔心

　　請大家回答一下，如果家裡的長輩遇到這些狀況，有哪幾項你會覺得是正常老人家常見的表現，不需要擔心，哪幾項是需要到醫院檢查一下？

● 一直講過去的事情
　　□正常　□不正常

● 焦慮、焦躁、沒有安全感，對外人容忍度很低
　　□正常　□不正常

● 個性改變

　　□正常　□不正常

● 常常東西擺著就忘記放哪裡

　　□正常　□不正常

● 出門需要人家陪，很依賴家人

　　□正常　□不正常

● 本來的習慣／嗜好有了改變

　　□正常　□不正常

● 不喜歡洗澡和換衣服

　　□正常　□不正常

● 堆放雜物在房間裡，不整理房間

　　□正常　□不正常

　　請將上述填答的正常與不正常數目分別加總，看哪項多：正常＝＿＿＿＿　不正常＝＿＿＿＿

　　我曾經在演講的時候請大家填寫上面這些問題，藉此了解大家對於失智症的概念。每場次總是有人回答：全部正常。其實這些症狀都可能是老年失智的表

現，但因為改變得很慢很慢，大家便輕忽的把這些不正常的行為認為是「正常老化」。

　我們身邊都有一些年紀大的長輩，很自然以為自己知道老化是怎麼一回事，但智能的退化很慢，如同溫水煮青蛙，時間久了也漸漸習慣這些異常行為，因而把這些明顯的「疾病徵兆」，都當成「老化」的必然現象。

過去的人類社會，不曾有過如此「全面、普遍高齡化」的經驗，所以邊摸索、邊學習，成了當今社會每一個人，一定要懂、要具備的「生活常識」。

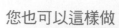
您也可以這樣做

失智症十大警訊：

一、記憶力減退影響到生活

影響到基本日常生活 (穿衣、吃飯、盥洗) 動作的進行，無法自我照顧。

二、計畫事情或解決問題有困難

從計畫出遊、接送孫子到買東西，原本老人家能做的事情變得無法做，簡單的任務也無法正確執行。

三、無法勝任原本熟悉的事務

例如廚師不會料理，數學老師不會算 100-7，這些過去熟悉的事務，現在卻都不會了。

四、對時間地點感到混淆

時間與空間錯亂，會以為現在是過去的某個時段，甚至會把過去的事件以為是最近剛發生的事情。

五、有困難理解視覺影像和空間之關係

無法了解立體空間影像的結構與組成，缺乏立體或結構視覺感。

六、言語表達或書寫出現困難

文字表達或書寫出現困難，找不到適當的解釋字詞，或是會用一長串的字來表達一個簡單的概念，例如：看到筆説「這是寫字的東西」；看到時鐘説「這是看時間的東西」。

七、東西擺放錯亂且失去回頭尋找的能力

找不到自己剛剛擺放的物品，而且也不知道該到哪裡去找。

八、判斷力變差或減弱

無法分辨事實與虛假，容易被騙，也容易把事情的狀況作錯誤的解釋。

九、從職場或社交活動中退出

可能會提早退休，或是退出長期參加的社團或組織。

十、情緒和個性的改變

情緒與個性會與過去不同，有很大的改變，溫和的人可能會變得容易生氣，容易生氣的人可能會變得溫和。開朗的人可能會變得憂鬱跟焦慮，這都是有可能的。

疾病引起的老年憂鬱症

「年紀大了，小孩都成家立業，老伴也走了，現在只是活一天，拖一天！」

在門診，常聽到病人或家屬訴說老人這樣的心態，言下之意，好像病人對於未來沒什麼期待，話也說得很少，食慾不好，整天昏昏沉沉，也不想做些什麼打發時間。

有位 82 歲的老爺爺，就是因為這樣的狀況，被家人帶來求診，幾乎每個認識他的人都知道他變了很多，最近一年，心情越來越不開朗，食慾不好，精神萎靡，不喜歡出門，記憶力也不好，容易忘東忘西，但還可以自己盥洗與進食。老爺爺的太太四年前過世，這樣的狀況是最近一年才變嚴重，子女憂心：不知道跟三年前媽媽過世有沒有關係，雖然覺得不太合理，還是

擔心爸爸是不是因此得了憂鬱症？

陪診的女兒說：「兩年前，過年的時候還可以跟大家談笑聊天，雖然自己一個人住在舊公寓，但三不五時會跟老朋友相約出去走走，平常也會到社區公園和活動中心參加一些長青活動。可是近一年來，食慾減低，很容易就覺得累，睡眠時間變長，腳有點水腫，冬天很怕冷。我爸常說腦袋有點鈍，想事情想很久，注意力無法集中。爸，你自己跟醫師說說。」

「我以前身體狀況還好，只有一點高血壓，有吃藥控制，偶爾用安眠藥幫助睡眠，但不是每天吃。」老爺爺說得有氣無力：「最近因為食慾不好，原來看病的醫師，多開了一些幫助腸胃蠕動的藥物，可是效果不明顯。胃鏡照了，只有看到輕微的胃發炎，腸胃科醫生說沒有什麼大問題。」接著嘆了好大一口氣：「我就是情緒很不好，對什麼事都沒有興趣，只想睡覺，人生乏味啊！」

聽起來真的很像憂鬱，雖然喪偶跟獨居的老人是憂鬱的高危險群，但聽完覺得有個地方怪怪的，老爺爺的太太四年前就過世，小女兒出嫁後，獨居也已經

兩年多，之前調適得還不錯，為何這一年突然出現憂鬱症狀？

　　為了追查造成憂鬱的可能原因，老爺爺住院接受血液與腦部影像檢查，腦部影像沒有發現異常，只有輕微的腦萎縮，但抽血發現甲狀腺素過低，綜合臨床的症狀，確診為甲狀腺功能低下。經過甲狀腺素的補充治療，老爺爺食慾恢復，憂鬱症狀改善。老爺爺的活動量「自動」增加，會在病房間四處串門子，開始跟我討論出院後要去哪裡運動？還想去找哪個老朋友好好殺個兩盤棋。

老年的甲狀腺功能低下

　　甲狀腺素過低是老年人常見的疾病，依照國外的統計資料，60 歲以上的老年人，盛行率大約在 2 ％ ～ 10% 之間，盛行率的差異似乎與碘的攝取量有關，碘會抑制甲狀腺分泌的功能，所以攝取越多，罹患甲狀腺功能低下的機率越高。

甲狀腺功能低下可能的症狀

　　容易疲累、體重增加、怕冷、皮膚乾燥、便秘、
憂鬱、無力、抽筋、混亂、高膽固醇、高三酸甘油脂、
失智、精神錯亂、冷漠、心跳減慢、心衰竭等等。甲
狀腺功能衰退，大多數是在幾個月或幾年內慢慢惡化，
所以常被誤認為老化而未能及早發現。

甲狀腺功能低下的原因

　　● 自 體 免 疫 性 甲 狀 腺 炎 (chronic autoimmune
thyroiditis)

　　這是老年人最常見造成甲狀腺功能低下的原因，
女性發生率是男性的兩倍，病因是與自體抗體與甲狀
腺刺激素接受體結合，影響其分泌激素的作用，導致
甲狀腺萎縮失去功能。

　　● 甲狀腺治療後遺症

　　這是第二常見的甲狀腺功能低下疾病，主要是跟
手術摘除甲狀腺，或放射性碘治療有關，要診斷這個
疾病需要了解過去病史才可以確定。

　　● 藥物副作用

　　某些藥物會造成甲狀腺功能低下，如抗心律不整

的藥物 (amiodarone)、抗癲癇藥物 (phenytoin, carbamazepine)、鋰鹽、類固醇、抗結核病藥物 (Rifampin)，都可能導致甲狀腺功能低下。

如果是藥物造成的甲狀腺功能低下，調整或改變藥物就可以改善。如果是自體免疫性的甲狀腺功能低下，就進行甲狀腺素的補充治療，這個療程需要每六週定期追蹤甲狀腺功能，從低劑量慢慢調整藥物濃度來達到治療效果。

鬱鬱寡歡背後的委屈

老年人的憂鬱，常被家人或朋友所忽略，會用閒著無所事事才心情不好，或是身體不舒服來解釋他們的鬱鬱寡歡，加上老年人忌諱提到與精神相關的疾病，因而延誤就醫，錯失治療的時機。

老年人的憂鬱症，有些與腦部病變有關，例如腦中風所導致的憂鬱症，有些則是內科疾病引起的，這部分經過治療就有機會痊癒，老爺爺的甲狀腺功能低下就是其中一種。

有些憂鬱可能是其他疾病的初期表現，例如失智

症，在確診失智症的前兩年，病人可能出現憂鬱症狀。所以對老人家的行為改變不要輕忽，要多多觀察留意。

老年人的憂鬱如果沒有及時妥善的處理，會增加兩倍的自殺率，其中又以男性自殺死亡的比例較高。如果發現家中長輩有突發性的情緒低落，一定要正視這個問題，趕快到醫院接受醫師評估，及早發現，及時介入醫治，才能避免悲劇發生而後悔莫及。

很多病可以治療，不要輕易放棄！

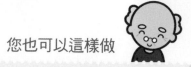

您也可以這樣做

老年憂鬱症篩檢

題目	是	否
您對目前的生活滿意嗎？	0	1
您是否常感到無聊？	1	0
您是否經常會感覺到很無助？	1	0
您是否比較喜歡待在家裡而不願外出嘗試一些新的事物？	1	0
您是否覺得自己很沒有價值？	1	0
總分		

如果上面五題的圈選總得分，大於、等於兩分，就有憂鬱的可能，建議進一步至身心醫學科或老年醫學科就醫尋求協助。

老年人的隱形殺手

　　電視上常在說，高血壓是隱形殺手，來的時候靜悄悄，沒有什麼症狀，但最後帶來的問題很嚴重，如：心肌梗塞、腦中風，甚至死亡。所以隱形殺手並不是它不存在或是無法被偵測，只是我們沒想到，或是即使發現了也不在意，所以就變成了殺手。

　　隱形殺手在老人身上所出現的蛛絲馬跡，可能是走起路來會歪斜不穩，常跌倒；腎功能不好；視力變差；吞東西偶爾會嗆到；手腳僵硬；手腳麻木……這些老人常見的症狀，看似與高血壓、糖尿病、高血脂這些慢性病沒有直接相關，甚至誤以為是老化，沒有在第一時間發現並治療，等到症狀嚴重時，治療的效果很有限。

神經功能衰退，平衡感受損

　　神經功能衰退、平衡感受損，常會造成跌倒，結果可能是瘀青、骨折，或因頭部嚴重撞擊而腦出血。一般人跌倒，頂多是皮肉傷，多數都輕鬆過關。但同樣的狀況發生在老人身上，麻煩就大了，有些人比較幸運，跟年輕人一樣很快復原，但有 10% 的老年人，則因為跌倒而骨折或頭部外傷。

　　髖骨骨折對生活影響很大，有將近一半的老人骨折後無法獨立生活，需要他人協助，甚至有 20% 的老人，會在骨折後的一年內死亡。

　　除了骨折的處理，跌倒的原因也需要仔細檢查找出來。一般來說，遇到老人家第一次跌倒，家人應該警覺是不是有其他的潛藏病因？例如貧血造成的頭暈，或是心衰竭造成的倦怠無力，糖尿病末梢神經病變造成的麻木或是中風引起的半邊無力等等，有些問題如果沒有妥善處理，可能會惡化甚至導致死亡。

拒絕三高飲食誘惑

很多人喜歡追求美食，可惜美味常常等於不健康。現在的飲食習慣多偏向高鹽、高油、高糖、又酸又辣，講究精緻美食、重口感，長期下來就出現高血壓、高血脂、高血糖、肥胖等慢性疾病。

大家常聽的三高：高鹽、高油、高糖，是心血管疾病的主要危險因子，有這些危險因了的人會有較高的機會得到心肌梗塞、中風、失智症、心衰竭等疾病。相形之下，少油鹽、多蔬果，均衡營養的飲食可以讓身體更輕盈、更健康。盡量減少外食，多自己動手料理三餐，這樣才能清楚知道，自己吃了什麼進肚子。如果真的無法自己料理，也應該依照健康飲食的概念，選擇較適合的外食餐廳。

肥胖問題

肥胖也是老年人的隱形殺手。隨著年紀增加，身體代謝速度下降，活動量減少，但進食量並沒有隨之減少，體重便逐年增加。

體重增加，導致骨頭與關節的負擔增加，退化性關節炎的發生率便上升，進而產生膝關節與髖關節的疼痛。又因疼痛，活動更加受限，所以體重繼續增加，形成肥胖的惡性循環。

目前知道肥胖會增加高血壓、高血脂、糖尿病、退化性關節炎、睡眠中止症、膽結石、脂肪肝、乳癌和大腸癌的風險。研究指出，晚上睡覺時間太短與肥胖有關係；夜晚睡眠時間少於七個小時，會影響腦部分泌控管食慾的賀爾蒙，使得食慾增加，這就是為什麼熬夜的人會一直想吃東西，不是熬夜很耗費體能，而是因為賀爾蒙的分泌讓人想吃，半夜想吃的食物大多都是速食或零食，這些食物高鹽、高油、高糖，攝取後就容易出現慢性疾病。

看到這裡，不論讀者朋友現在年紀多大，如果有三高疾病跟熬夜吃宵夜的習慣，覺得很難控制自己的食慾，那就早點睡覺吧，減少賀爾蒙作怪。

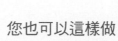

您也可以這樣做

　　若讀者朋友對老年人的隱形殺手相關資訊，想了解更多，可以上網搜尋衛生福利部國民健康署，慢性病防治專頁，有豐富的資訊，供您參考。

第三章

如何聰明看診與安全用藥

整體醫療照護，在這些年來有明顯的進步，不但急
性疾病得到妥善與立即的治療，很多慢性疾病也得到不
錯的控制。

各種疾病治療藥物陸續被開發，醫療能照護的層面
逐漸擴大，為了因應複雜與多元的疾病型態，出現了專
科照護的模式。在這模式運作下，一個病人如果同時有
多種不同系統的慢性病，就會有好幾位不同科別的專科
醫師共同照護，這樣可以正確診斷正確治療，提高照護
品質與效率，卻也帶來不少挑戰。

片段化醫療的困境

　　依照國內調查，大於 65 歲以上的老人，近九成至少有一種慢性病，五成有三種慢性病。慢性病多，使用的藥物就多。

　　如果疾病的狀況比較簡單，藥物的使用就比較單純，隨著身體狀況持續變差，治療疾病或控制症狀的藥物就越來越多。當老人家的藥物，分別由不同醫師、甚至在不同醫院開立時，醫生因為無法看到完整藥單，很可能重複開立相同藥物，現在雖然有電子藥歷的服務，開立相同藥物已經可以監測，但相似成分的藥物還是有可能會被重複開立。

　　不同藥物間，也可能產生交互作用，藥效變得難以預測，甚至因為副作用產生新的問題。老人器官的剩餘功能沒有年輕人好，體內的平衡很脆弱，藥物種類太多會加重身體負擔，讓身體機能衰退更快，身體越衰弱，藥物的副作用就會更顯著，治療疾病時也就更複雜也更困難。

當一種疾病，由兩位以上醫師開藥治療時

　　因為無法整理妥善的藥物清單，當病人出現新症狀時無法判斷是新問題還是藥物副作用？或不同藥物間的交互作用？醫療專科化，同一個人的不同疾病都可以找到專家治療，但也因為這樣，照護變得片面、不完整。

　　這樣的照護模式在只有單一疾病、或相對年輕族群也許沒有太大的問題。但這樣的模式如果應用在較衰弱的病人或年紀大的老人家，狀況就不一樣了。這群人的問題較複雜，同時間可能有心血管、腎臟、泌尿、代謝、皮膚、眼睛、聽力等問題，如果每一個問題都看一個專科醫師，一個人就接受六、七位醫師的

治療，如果再加上失眠、便秘、非預期的感冒等，每天固定服用的藥單越來越長，也越來越複雜。

醫學進步，對人體運作機轉的了解變多，許多疾病的樣貌越來越清楚，治療方法也隨著增加，資訊日新月異，醫生越來越難掌握所有最新的知識，所以醫療走向專科化，每個醫師訓練一個專長，專治單一系統的疾病。對只有一種疾病的人來說，這樣的發展可以讓他們得到最專業的照顧，但對有多重慢性病、生理機能退化的老人家來說，每個醫生針對不同疾病所開立的藥物，在他們身上同時作用，藥效可能互相抵消或強化，也可能產生交互作用，讓原本就已退化的身體狀況變得更糟。缺乏橫向溝通的多科別診治，就像多頭馬車，無法集中前進的力量。

不同科別的治療，有時副作用也相對強烈

每個醫生都希望盡力把病人治好，治不好的慢性病也希望維持穩定，若治療這個病人的每個醫師開藥時都這麼想，副作用有時會被忽略，沒考慮到。針對衰弱的老年族群，開藥時不僅需要考慮用藥效果，還

要思考如何減少副作用，讓已經渾身病痛的老人生活品質好一點，可惜這點在片段化的照護模式中，不容易達成。舉一個昏厥的老爺爺為例，幫助大家了解這樣的困境：

一位 82 歲的老爺爺，在家中連續昏倒兩次，為了找出原因而來就診，並住院接受檢查。住院後發現每次昏厥都是發生在姿勢改變的時候，尤其從床上起身站起來，眼前馬上一片黑，昏倒，躺平後馬上恢復。

分別量測老爺爺躺著與站立的血壓後發現，躺著的血壓有 125 毫米汞柱，站立的血壓則降到 98 毫米汞柱，加上昏厥和頭暈的症狀，因此診斷為姿態性低血壓，這是一種因為姿勢改變，造成收縮壓改變超過 20 毫米汞柱，或舒張壓下降超過 10 毫米汞柱的疾病。

老爺爺有高血壓、巴金森氏症、頭暈、腎功能異常、攝護腺肥大等問題，分別在心臟科、神經內科、腎臟科、泌尿科就診。回顧他的藥單，幾乎各專科都有開立會導致姿態性低血壓的藥物，如：降壓藥、心絞痛預防用藥、巴金森治療藥物、攝護腺肥大治療藥物、頭暈治療藥物。

　　在單一科別的思考底下，這些疾病都得到了診斷與治療，老爺爺的專科醫師並不知道其他專科醫師開了哪些藥，單一科別所開立的藥物並不會造成什麼嚴重的危害，但如果把老爺爺固定服用的藥物一字排開，就會看到這些不同科別的藥都會讓血壓下降，因而導致嚴重的姿態性低血壓。住院期間，我們針對老爺爺的藥物進行調整，考量各種藥物的作用與副作用，盡量減少會影響血壓的藥物，並提供姿態性低血壓的照護衛教，老爺爺就沒再出現昏厥的狀況，出院後回診追蹤也很好，精神體力也逐漸恢復。

　　老爺爺的姿態性低血壓不是單一種藥的副作用，而是不同專科所開的藥共同產生的結果，治療要從這些藥著手，一起調整才能得到顯著的改善。但現行的醫療模式，不同科別的醫生很難同時討論一個病人的狀況，找出最適合的治療方法，所以在多專科的照護模式下，藥物的副作用不只不容易發現，發現了也無法一時半刻就調整好。

　　片段化醫療的困境，在門診收治新病人時很常見。因此我會教病人與家屬如何檢視藥袋、吃了哪幾顆藥後要特別注意什麼，來提升治療效果，減少副作用。

　　這將是家有老人的家庭，必須面對與學習的一項新功課：學習把關老人家的藥物，避免因藥物間的交互作用或副作用，帶來新的問題。

用藥，需在副作用與治療效力間取得平衡點

　　近年來，許多藥物陸續發明，一些過去無法被治療或控制的疾病，因為醫學進步漸漸可以被控制或治療。但在治療的同時，也帶來了許多的藥物副作用，這是現代醫療無法避免的問題。

　　加上年紀大了，身體狀況逐年衰退，本來吃很多年沒有問題的藥物，到了 75 歲卻出現副作用。本來單一藥物吃很久沒有問題，加上一個新藥物，影響原有藥物的代謝和吸收，就出現副作用。因為對藥物不了解，有些病人決定什麼都不管，一把吞進去；有些則

過度擔心藥物副作用，即使有病需要治療，卻一顆藥都不吃。這樣極端的狀況，都不是用藥的正確觀念。

正確的藥物使用，應該是了解藥物的作用與副作用，服藥後多留心身體變化，回診時跟醫生討論，如果副作用明顯，詢問有無替代藥物。每個人身體狀況不同，對藥物的反應不太一樣，多了解自己或家人的疾病，多跟醫生討論，才能找到最適合自己的治療方式。

舉例來說，止痛消炎藥，在關節發炎與肌肉損傷時治療效果很好，但會有腸胃道出血、腎臟損傷與水腫的副作用。這些副作用並不是每個人都會發生，過去有相關疾病的人才比較容易出現。譬如：過去有過胃或十二指腸潰瘍、腎功能不良、心衰竭的病患，這些人在使用消炎止痛藥時，較容易出現胃出血、腎損傷、足部水腫的副作用，所以在藥物的使用上需要考量不同病患的特殊性。

　　疾病的治療，需要同時考量藥物效力與副作用，而非一味追求症狀緩解，最後治好一個病，卻出現另一個病。要達到這樣的治療目標，醫病間需要共同討論對疾病的看法，對治療的期許，還有對藥物副作用的了解，有時醫生盡力護住病人的剩餘功能，開的藥比較溫和，效果慢，病人和家屬不了解，以為醫生不會開藥，病才沒有馬上好。

　　所謂的最佳治療，不一定是症狀緩解最顯著、速度最快的治療。部分緩解症狀的治療，可以降低藥物對身體的傷害，避免未來可能的併發症，有時候「慢」比較好。

　　為了與醫師討論治療的目標與方向，病人與家屬需要對自己的疾病狀況、藥物的作用及副作用有基本的認識，這樣才能跟醫師合作，讓醫療發揮最大的效用。

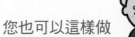

您也可以這樣做

　　該如何聰明就診？要如何與醫師合作呢？可以依照就診過程的前、中、後來思考。事先準備這些資料，就能在就診時避免因為緊張一時遺忘，也可以讓討論更加針對實際照護需求回應；藉由與醫師合作，讓我們更能知道長輩被照顧的狀況。

看診前

● 整理藥物清單或攜帶清楚標示的藥袋。

● 整理症狀／問題清單。

● 準備每天血壓、心跳紀錄及用藥問題。

就診時

● 請醫師檢視現有用藥與問題清單。

● 請醫師優先考慮非藥物治療。

● 與醫師討論減少藥物的可能性。

看診後

● 及時更新藥物清單。

● 記錄醫師囑咐的照護重點。

● 確實記錄每天的血壓、心跳、用藥狀況。

很多問題，不是吃藥就會好

　　有症狀就找醫生開藥解決，這樣的邏輯對不對呢？

　　門診遇到一個 83 歲的老爺爺，進診間還來不及坐定，就忙著說他有許多困擾：膝關節不好、食慾不振、精神萎靡不振、心情惡劣、便秘、失眠、不想出門……然後直接了當的問：「有沒有什麼藥，可以把這些問題一次治好？我曾吃過一種忘了藥名的止痛藥，很有效，可以改善我的所有毛病，你就開這藥給我好不好？」

　　他最在乎的是右邊膝蓋的疼痛，我稍微伸展他的膝蓋，觸診與測試肌肉力氣。發現病人的膝蓋無法伸直，勉強伸直，病人就會皺眉頭喊疼。

　　「這樣的疼痛有多久了？」

　　「已經一個多月了，一開始好像是走路扭了一下，不知道居然就痛了這麼久，這之間到藥房買消炎止痛藥吃，有吃藥就比較好，一不吃馬上就痛起來，沒辦法真正變好。」

　　病人的年紀很大，會變成這樣一定是許多主客觀因素所造成。他正處在一個「復健恢復」與「長期坐輪椅」的交界點。選擇復健是一個辛苦難過、身心煎熬的過程，但可以讓病人衰退速度慢一點，甚至可以恢復活動能力。於是我告訴老爺爺：「開立止痛藥給您只能夠治標，藥物吃太久會產生副作用，建議您在藥物治療的期間，同時做復健，進行關節的矯正與力氣的訓練，比較能夠有長期的效果。」

　　這樣的建議，引發了病人的不悅：「先開藥止痛再說。」病人很堅持：「有沒有吃了食慾會變好的藥？有沒有吃了走路就會變順的藥？有沒有吃了精神會變好的藥？自費我也不在乎！」

　　我花很多時間跟這位痛苦的老人家溝通：「很多問題不是吃藥就會好，醫師也不是萬能的。當然我可以開藥暫時緩解您的痛苦，但如果不復健，等到您日後

膝蓋關節變形、肌肉萎縮，連止痛藥都沒有效的時候就來不及了，您就得一輩子坐輪椅了。」

「可是，從來沒有醫生這樣跟我說。」老人家有些被一輩子坐輪椅這句話嚇到。

「我可以開藥給您，但重要的是您要自己下定決心，去運動、復健，現在這個時間點是關鍵，未來是依賴輪椅或靠自己雙腳行走，就從現在這個決定開始。」

病人告訴我，從來沒有醫生跟他說得這麼坦白，他一直以為只要「不痛了」就可以，反正已經這麼老，以後能不能行動自如、生活品質好不好，現在還真沒想那麼多、那麼遠。

盡量能「行動自如」的生活考量

「為了讓自己日後可以行動自如、不必坐輪椅，做復健雖然辛苦，還要有耐心持續，可以選擇我當然選做復健。可是膝關節的復健，我做得來嗎？」

我解釋：「膝關節的復健，可以改善疼痛、矯正膝蓋無法伸直的問題，同時可以訓練已經萎縮的大腿肌

群，加上藥物止痛，有助於站立能力與行走功能的恢復。」

看著病人半信半疑的走出診間，我知道選擇復健很辛苦，但他只有這次選擇機會，過了這個時間點，身體退化更多就更難了，醫生只能提供治療建議，分析不同選擇之後的結果，無法幫老爺爺決定，只有他才能夠選擇要走哪一條路。我開了止痛藥，也協助轉介到復健科，但之後就沒看到這個病人回診。我想老爺爺應該是去復健把腳練好了，現在開開心心用自己的雙腿走路，所以不用回來看我了吧！

一位 67 歲的女士，有二十幾年的糖尿病和高血壓病史，十年前腦部發現腫瘤，經過治療已經痊癒，有三叉神經痛因而固定在神經科拿藥，幾個禮拜前在定期追蹤的腦部核磁共振影像中，看到有重複小中風與腦部病變。最近因為記性變差、忘東忘西找不到東西，而來門診就診。

「精神不好，整天都想睡覺，最近常常咳嗽，診所醫師開了一些藥給我，前陣子常常覺得尿急想上廁所，醫院檢查出泌尿道感染後開始吃抗生素，可是很

奇怪，雖然藥都有吃，毛病卻沒有改善。」

　　看了她的藥物清單和順序，發現治療泌尿道感染的醫師除了開抗生素，為了舒緩泌尿道的症狀，還加一顆減少頻尿的三環抗憂鬱劑。三環抗憂鬱劑，是一種傳統抗憂鬱的藥物，副作用是抑制排尿，所以常被用來治療頻尿。三環抗憂鬱劑有很強的抗膽鹼作用，會影響記憶。

　　這些藥物，本來在治療泌尿道感染，改善頻尿很有效，但因為這位女士曾經中風，腦部也有病變，大腦功能較差，對這類具有抗膽鹼作用的藥物，比較敏感，因此吃了很快就影響記憶功能。加上治療三叉神經痛的藥物也會影響腦部功能，便建議她先停用這些藥物。經過一周後回診，病人訝異的說：「忘東忘西的狀況有改善，精神變好，三叉神經痛也沒有復發耶！」

新病症發生時的三思

　　很多長期與慢性病共處的老人家，身體一旦出現新毛病，第一個反應常常是：這症狀屬於哪一科？趕快去看醫生吃藥趕快好，很少想到這個新症狀，可能

是藥物的副作用。有多重慢性病的衰弱老人，因為服藥種類多，出現副作用的機會也較高，所以當老人身體出現新問題時，第一步應該先檢視藥單。

現在很多病人，固定看超過一位的醫師，每位醫師對自己照護的領域學有專精，但藥物的作用複雜，尤其老人合併多重慢性疾病，在藥物開立上有很多需要注意的細節，透過整理藥物清單，才能發揮藥物最大效用，避免或降低對身體的傷害。

建議讀者朋友，帶家中高齡長輩到醫院，找專科醫師就診之前，先整理目前在服用的藥物清單，供醫師參考，尤其同時在多家醫院看診的病人，更需要這樣的整理。

對於服藥數目超過 4 種的老年病人，每年應請醫師回顧一次藥單，視藥物的使用狀況與反應調整，停用或減少副作用明顯的藥物，這樣才能確保老年人的健康。

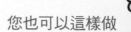

您也可以這樣做

如果老人家有以下情形，新產生的不舒服症狀，可能是藥物的副作用：

● 新症狀發生之前兩周有使用過新藥物。
● 最近腎臟功能是否有顯著下降，但是藥物卻沒有調整劑量？
● 現有藥物雖然已使用一個月以上，但是有些症狀跟藥袋上所說的藥物的副作用症狀相類似。
● 雖然藥物沒有調整，但最近體能顯著下降或是最近重病住院身體還沒恢復。
● 最近三個月之內，沒有住院但藥物卻增加超過 5 種以上，且疾病狀況越來越嚴重。

學習整理藥物清單

　　吃藥是很多老年人每天的例行功課。但很多人不知道自己吃什麼藥？為了什麼吃？有什麼副作用？面對初診病人，當我問：「您目前在吃哪些藥？」

　　聽到的回答總是：「我有吃心臟病、高血壓、降血糖、關節痛的藥，一天吃十幾顆，都是醫師開的，吃很多年了，我不知道哪顆藥是吃什麼？」

　　請病人下次回診帶目前在服用的藥來，發現竟然有二三十個藥袋，有些是從醫院拿的、有些是藥局買的，包裝都不一樣，一大袋裡散散的混雜著各種藥，連我都沒辦法在第一時間搞清楚，只好一顆顆的問：「這顆您是怎麼個吃法？」

　　得到的答案五花八門，什麼都有。

　　「這天天照三餐吃，那幾顆沒吃。」

「這本來要早晚吃，可是常會忘記吃。」

「這沒不舒服就兩三天吃一次，如果不舒服，就一天吃三次。」

很多病人對藥怎麼吃自主性很高，跟醫生開的吃法往往不一樣。

「為什麼不照醫師開的方法來吃呢？」

「我的血壓沒有這麼高，醫師開的劑量太多，我就減一點。」或是：「這個藥吃了有點不舒服，沒吃的時候反而好一點，所以我就隔天吃。」還有：「這個藥我第一次吃頭就很暈，所以就不吃了，但不敢跟醫生說他開的藥不好。」

還有另外一類病患，只要是醫師開的藥，每一顆都依照劑量與時間服用，規規矩矩、絲毫不敢稍做改變。看到藥單上有幾種藥會出現口乾、便秘的副作用，問來就診的老人家：「您有口乾與便秘的症狀嗎？」

「這兩個月覺得常會口渴，排便也不太順，我以為是水喝得不夠就多喝水，改善口乾與便秘，沒想到水喝多了，晚上一直起來上廁所，睡不好，讓我很難受。」

這些症狀，是在新藥物開立後才出現

仔細追問新症狀出現的時間，與新藥的開立時間，時間間隔若小於七天，這個症狀就可能與新藥有關。

如果症狀關聯性這麼明顯，為何一開始沒有發現呢？這是因為許多藥物的副作用，不容易「用聯想」就發現，例如三環抗憂鬱劑造成的口乾，就很難讓人將這藥物與副作用聯想在一起，當然也就不會懷疑是它造成的。如果沒有發現新症狀是藥物的副作用，常會為了治療這些新症狀，而多服用了其他藥物，最後藥物一直增加，副作用也增加，身體也每況愈下，這就是所謂的「串連性投藥」。

為了避免這樣的狀況，子女可以花點時間認識長輩服用的藥物，不僅僅是知道吃什麼藥物（藥名），還要知道藥物的效用（作用與副作用），最好再整理一份用藥清單，讓所有資訊一目了然。

建議藥物相關資訊應包含以下幾點：

▼ 個別藥物資訊

1、藥物名稱 (學名跟商品名)

2、治療劑量與服藥時間

3、藥物開立原因

4、藥物常見副作用

5、藥物禁忌症

6、開始服用藥物日期

7、醫師用藥指導

8、藥物開立地點 (含科別與醫院)

▼ 個人服藥綜合資訊

1、過敏藥物

2、過去疾病史

3、其他特殊事件

藥物清單整理範例

王大明，73 歲男性，82 公斤，165 公分，腎功能指數 1.3，93 年因為腦中風後就開始服用 Aspirin。

● 過敏藥物：抗生素盤尼西林過敏，會全身起疹

子。

- 過去疾病史：87 年糖尿病，90 年高血壓，93 年中風右側無力，96 年心絞痛裝過心臟支架，102 年胃潰瘍。

- 其他：曾有服用過攝護腺治療藥物後暈倒，但不知道藥物名稱。

- 藥物名稱：Aspirin(阿斯匹靈)

- 治療劑量：100 mg(毫克)

- 顆數與頻率：一天一顆，早上飯後服用。

- 開立原因：預防腦中風

- 常見副作用：腸胃不適、腸胃道出血、藥物過敏。

- 藥物禁忌症：近期腸胃道出血或藥物過敏

- 開始服藥日期：93 / 12 / 05

- 開立醫院與科別：ｘｘ醫院ｘｘｘ科ｘｘｘ醫師

- 停用時間 / 原因：102/5/2 胃潰瘍

- 附註 : 1) 最近食慾不好 2) 站起來容易頭暈 3) 睡不著，容易醒來。

　　建立個別藥物資訊之後，將這些藥物資訊整理成一份清單，就是一份個人化的用藥指引。

串連性投藥（Prescribing cascade）

　　何謂串連性投藥？以一位下背痛的病患為例：

　　病人最初因為扭傷導致背部疼痛，為了治療疼痛，服用消炎鎮痛藥。止痛藥導致血壓升高與腳水腫的副作用，病人不知道是藥物的副作用，而掛另一個醫師的門診，就診醫師也不知道這些症狀是第一種藥的副作用，所以又開了降壓藥與利尿劑。

　　因為用了會導致咳嗽的降壓藥，與過度使用利尿劑，病人又多出了咳嗽與頭暈的症狀，一樣沒想到是藥物所引起，所以又加上止暈藥與止咳藥，最後加上的兩種藥物，又帶來了噁心、嗜睡、便秘的副作用。

　　可想而知，當不舒服的症狀越來越多，藥物也越吃越多，狀況卻沒有改善，如果沒有發現這個錯誤的循環，就會一直一直走下去，最後哪些是病？哪些是副作用？也分不清楚了。這種「藥物→副作用→藥物→副作用」連續的開藥方式，就稱作「串連性投藥」。

串連性投藥

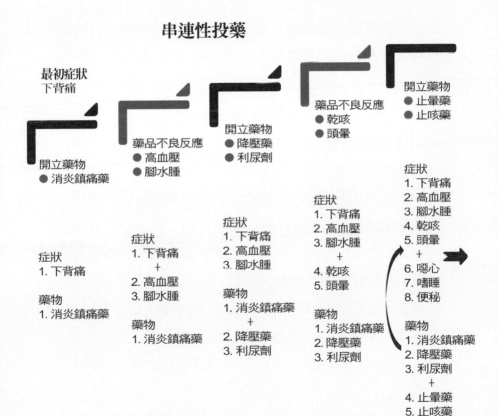

最初症狀
下背痛

開立藥物
● 消炎鎮痛藥

症狀
1. 下背痛

藥物
1. 消炎鎮痛藥

藥品不良反應
● 高血壓
● 腳水腫

症狀
1. 下背痛
　＋
2. 高血壓
3. 腳水腫

藥物
1. 消炎鎮痛藥

開立藥物
● 降壓藥
● 利尿劑

症狀
1. 下背痛
2. 高血壓
3. 腳水腫

藥物
1. 消炎鎮痛藥
　＋
2. 降壓藥
3. 利尿劑

藥品不良反應
● 乾咳
● 頭暈

症狀
1. 下背痛
2. 高血壓
3. 腳水腫
　＋
4. 乾咳
5. 頭暈

藥物
1. 消炎鎮痛藥
2. 降壓藥
3. 利尿劑

開立藥物
● 止暈藥
● 止咳藥

症狀
1. 下背痛
2. 高血壓
3. 腳水腫
4. 乾咳
5. 頭暈
　＋
6. 噁心
7. 嗜睡
8. 便秘

藥物
1. 消炎鎮痛藥
2. 降壓藥
3. 利尿劑
　＋
4. 止暈藥
5. 止咳藥

　　大家都知道串連性投藥不好，為什麼還會一直出現？這與目前的多專科照護模式，及有限的門診時間有關。在多位醫師同時照護，每位醫師看診時間又有限的情況下，每次的門診都只能處理自己擅長的部分，很難慢慢詢問病史，了解藥物使用狀況，抽絲剝繭找出原因。醫師要發現串連性投藥不容易，但預防卻很簡單，只要病人或家屬好好整理藥物清單，每次就診時拿給醫生參考就可以。

　　曾有一位家屬把她爸爸的藥物清單列給我看：「爸爸最近精神很不好，昏昏欲睡，我擔心是藥物造成的。」我看了她列出的清單，總共有 13 種藥物，部分有鎮靜作用，還有幾顆有很強的抗膽鹼作用，加上血壓很低卻繼續服用降壓藥，這些都是造成昏昏欲睡的可能原因。

　　經過幾次門診的調整，合併監測停藥的可能反應，最後藥物從原先的 13 種藥物，減到只剩下 2 顆治療排尿症狀的藥物，昏昏欲睡的問題改善了，精神活力也恢復了。這個病患在三家醫院就醫，固定看四種不同專科的醫師，如果不是女兒有心將藥物整合，一一列

出可能的作用與副作用，藥物的調整便無法如此的有
效率。

西藥可不可以一起吃

常有病人問我，西藥這麼多，可不可以一起吃，
我會解釋說：「其實西藥的重點不在是否可以一起吃，
重點在藥物交互作用的產生，這並不是把藥物分開時
間吃，就可以預防。」您可以想想，分開時間吃，重點
是避免藥物吃到胃裡會互相影響，所以把它們到胃腸
的時間分開，但這些藥物最後都到哪裡去了呢？都是
被吸收到了血液中，到了血液中，成分就都在一起了，
即使當初吃的時間分開 30 分鐘或甚至一個小時，其實
最後也都是到血液中。

所以西藥在服用的時候，不太需要擔心能不能一
起吃，反而需要考慮藥物副作用、藥物交互作用、藥
物適合的服藥時間等問題，整理好藥物清單，這些問
題可以向您的醫師詢問，避免藥物服用錯誤造成的問
題。

您也可以這樣做

臺北市立聯合醫院和平婦幼院區

藥物清單空白表單

http://goo.gl/jbaFx7

臺北市立聯合醫院和平婦幼院區

用藥清單整理說明

http://goo.gl/mbGzbA

藥物常見副作用
何謂抗膽鹼藥物

　　乙醯膽鹼，是一種神經傳導物質，分泌的地方在神經末梢，負責調控各種內臟平滑肌與中樞神經系統的作用。在周邊神經主要透過副交感神經系統，促進內臟平滑肌的協調運作；腦部的神經系統也會分泌乙醯膽鹼，若濃度下降會影響認知功能。因為乙醯膽鹼的作用與內臟的功能有關，所以阻抗乙醯膽鹼作用的藥物，常被拿來治療許多內臟疾病，例如：

常見使用抗膽鹼藥物治療的疾病

● 腸胃系統：胃炎、腹瀉、幽門痙攣、噁心、嘔吐。

● 泌尿系統：膀胱炎、尿道炎、攝護腺炎。

● 呼吸系統：氣喘、慢性支氣管炎、慢性阻塞性

　　肺病。

● 心臟系統：竇性心搏減慢。

● 中樞神經系統：失眠、頭暈。

　　一種藥可以治這麼多種病，感覺好像仙丹，事實上真的這麼好用嗎？一位 70 歲的奶奶，因為頭暈到醫院求診，醫師開了止暈藥來抑制平衡神經的作用，減少神經不協調所帶來的頭暈症狀，但這個藥物有抗膽鹼的副作用，因此雖然改善了頭暈，藥物也隨血液影響了其他器官，例如：口腔、眼睛、腸胃道、泌尿道、心臟。

常見的抗膽鹼作用

● 心血管系統：心跳加快。

● 中樞神經系統：鎮靜、記憶減退。

● 腸胃系統：腸蠕動變慢。

● 泌尿系統：膀胱平滑肌放鬆。

● 口腔：減少唾液分泌。

● 眼睛：減少淚液分泌、影響對焦能力。

以這位奶奶來說，她吃藥是為了治療頭暈，沒想

到頭暈改善了，身體卻出現了上述反應，讓問題變得複雜。而這些我們不想要的作用，就稱作副作用。

　　由此可知，抗膽鹼藥物的作用很多種，相對的，我們不想要的副作用也很多。不是每個人服用這類藥物都會出現所有的副作用，個別差異性很大。70歲以上的高齡患者出現多種副作用的情況很普遍，這些副作用會造成以下幾種症狀：

常見的抗膽鹼症狀

- 心血管系統：心跳加速、心律不整。
- 中樞神經系統：嗜睡、容易疲累、走路不穩、跌倒、失智。
- 腸胃系統：便秘、腹脹。
- 泌尿系統：排尿困難、尿滯留。
- 口腔：口乾、吞嚥困難。
- 眼睛：眼睛乾澀、青光眼症狀惡化、視力模糊。
- 精神症狀：譫妄、焦慮、躁動。

以這位老奶奶服藥前後來比較：

服藥前	服藥後
頭暈	● 頭暈改善。 ● 心跳加快、記憶減退、整天昏昏沉沉、便秘、排尿不順、口乾一直喝水、視力模糊、焦慮、失眠。

　　如果奶奶沒發現後來的不舒服症狀是止暈藥的副作用，以為心跳加快是心臟出問題而掛心臟科看另一個醫師，老人心臟不好很常見，所以醫師沒有發現新病症是因止暈藥而起，又開新藥治療，新藥有新的副作用，這一連串藥物引起的副作用，就是「串連性投藥」，這樣的狀況在老人身上很常發生。

常見的抗膽鹼藥物

● 三環抗憂鬱劑，用於憂鬱症、頻尿、神經痛。
● 安眠藥物。
● 抗精神藥物。
● 傳統的抗組織胺，用於嗜睡、流鼻水、過敏等。

抗膽鹼作用的症狀記憶法：

● 燥熱：心跳加快，體溫過熱，血壓升高。

● 潮紅：周邊血管擴張，出現潮紅。

● 乾燥：抑制汗腺與唾液分泌，皮膚乾燥，口乾
　　　　舌燥。

● 視盲：瞳孔擴張，造成視力模糊。

● 混亂：失眠、焦躁、恍惚、胡言亂語、幻覺。

　　如果長輩有上述相關的症狀，請進一步就醫尋求
醫療協助。

您也可以這樣做

抗膽鹼作用的症狀記憶法

● 燥熱：心跳加快，體溫過熱，血壓升高。

● 潮紅：周邊血管擴張，出現潮紅。

● 乾燥：抑制汗腺與唾液分泌，皮膚乾燥，口乾舌
　　　　燥。

● 視盲：瞳孔擴張，造成視力模糊。

● 混亂：失眠、焦躁、恍惚、胡言亂語、幻覺。

　　如果長輩有上述相關的症狀，請進一步就醫尋求醫
療協助。

藥物治療的兩難
作用與副作用

　　藥物在開發的過程，作用與副作用並沒有清楚界定，每個藥物都有多重作用，選擇身體需要的作用，避免不想要的作用，就是開藥的最高原則。

　　所以一個藥物可以從它主要的作用來看，也可以從它的次要作用來看，有時原本為了治療某種疾病開發的藥，臨床使用後卻發現治療另一個病更有效，這樣的例子在藥物開發的歷史上很常見。

　　Amantadine 原本是開發來治療流行性感冒，最後發現對巴金森氏症有治療效果；Trazodone 原來是治療憂鬱症的藥物，最後發現當作安眠藥物的作用更好；Viagra 本來開發來擴張心血管，沒想到治療勃起功能障礙、促進性功能的效果更明顯。有時候一種藥物可以因為副作用同時治療兩種疾病，如治療攝護腺肥大造

成排尿困難的 Doxaben，同時也可以放鬆血管，降低血壓。另外有些藥物的次要作用也常被用來治療疾病，例如三環抗憂鬱劑治療夜尿症，治療過敏的抗組織胺可以幫助睡眠，這些都是善用藥物特性治療疾病的例子。所以當大家利用之前的方式在整理藥物清單時，一定會發現很多讓人驚訝的狀況。

每個藥物都有好幾個主要作用與次要作用，有時是使用藥物的主要作用在治療，有時是取藥物的次要作用在治療。不管是取哪一個作用，除了我們要的作用之外，其他的作用都被稱作「副作用」。

隨著年齡增加，身體各器官的功能逐漸衰退，藥物的代謝跟排除減慢，原本在年輕人不容易出現或輕微的副作用，在老人身上變得明顯，發生的機率也增加。

就舉治療攝護腺肥大導致排尿困難的 Doxaben 為例，一般成年人使用這個藥物，可以同時治療高血壓

與排尿困難，但在老年人，雖然治療了排尿困難，卻增加姿態性低血壓發生率。如果遇到血壓正常或是水分攝取不足的老年人，降低血壓的副作用很可能讓老人頭暈，甚至昏厥。

整理藥單，一步一步來

所以藥物清單可以依照這樣的方式，一步步整理。

一、找出現在使用的藥物，回收過期與不再使用的藥物。

二、列出使用藥物的清單，依照看診科別排序。

三、整理各種藥物資訊並列成清單，包括：

● 藥物名稱（學名跟商品名），從藥袋上獲取。

● 治療劑量與服藥時間，從藥袋上獲取。

● 藥物開立原因，請教開立藥物的醫師。

● 藥物常見副作用，可以參考藥袋上的說明或上各製藥公司網站去搜尋單一藥物仿單，會有更詳細的資料。但這些資訊無法取代醫師的診斷，如果未經診斷自行購買藥物服用，可能會延誤治療或出現嚴重併

發症。

- 藥物禁忌症，同上。
- 開始服用藥物日期的詳實紀錄。
- 醫師用藥指導，可於就診時詢問並記錄。
- 藥物開立地點（含科別與醫院）詳實紀錄。
- 過敏藥物，記錄藥物名稱與過敏反應。
- 過去疾病史，依照年代與疾病記錄。
- 其他特殊事件，比方藥物特殊反應或無法歸類的事件。

四、看診時隨時攜帶藥物使用的清單，即使是到診所看病，也需要請醫師確定開立藥物與現有藥物是否會產生交互作用或抵消？

五、隨時更新藥物資訊，只要醫師開了新藥，就要即時更新藥物清單資訊，注意其作用與副作用，如果出現可能的副作用症狀，建議盡早安排門診與醫師討論後續的治療計畫。

整理藥物清單雖然需要費點功夫，卻能讓藥物發揮最大的效益，避免不必要的副作用，以確保老年人的健康。

在治療老人疾病的過程，需要考量到的問題很多，選擇一位信任的醫師，請他協助分析各種藥物治療的效果與副作用，讓每回治療都可以得到最好的效果，避免副作用傷害身體。

您也可以這樣做

　　要查詢健保用藥品項，可參考以下方式

　　利用衛生福利部中央健康保險署網站查詢，連結方式從：首頁 → 一般民眾 → 健保醫療服務 → 健保用藥 → 健保用藥品項網路查詢服務，就可以找到查詢網頁。

　　各醫院大多數藥劑科都有設立自己的網站，針對該醫院開立的藥物都有詳細的藥物資料，可以詢問您就診醫院的藥師，獲取相關的用藥資訊。

第四章

高齡家庭照護須知

　　從沒有一個世代像時下，能讓世上越來越多的高齡老人家，同時享有長壽、頤養天年。

　　因此在思考老年人的身心健康問題時，由於缺乏過去經驗，無法很快地找出相對應的經驗參考，老年人不知道怎麼調適老化的生活？年輕人不知道怎麼協助照顧家中的長輩，自己也無法想像要為老年「預做些什麼打算」？

小問題也不能輕忽

　　依老態，會隨著年紀增加出現。坐著就打盹、走沒幾步路就氣喘吁吁、走路越來越不穩、背越來越駝、重物拿不動、眼睛看不清楚、電視越開越大聲⋯⋯這些表現幾乎是每個人只要活得夠老就會出現，但跌倒受傷或突如其來的一場大病，會讓體能一下子掉很快、很快，可能上個月還會走，這個月跌倒骨折從此就坐輪椅，或小感冒沒顧好引發成肺炎，原本中氣十足、氣若洪鐘變成氣弱游絲，這樣的變化好像很突然，其實早就醞釀很久了。

老來的疾病，很多都是從年輕時造就起

　　在年齡增長的過程中，器官功能退化是無法避免的，因為速度緩慢，我們有時間適應，所以身體機能

退化不太會造成一般生活上的困擾，但漸漸發現，爬
樓梯的時候會喘、稍微久站就腰痠背痛、買東西的項
目一多就記不清楚、遇到小坑洞就不穩絆倒，這些本
來在年輕的時候沒什麼感覺的動作，老了做起來卻一
點都不輕鬆。加上年紀增長，各種損傷的恢復期都隨
之延長，如果期間又出現新問題，容易一個一個持續
累積，造成問題複雜化，難以恢復。舉「肩關節損傷」
的例子來說：

　　年輕時肩關節韌帶受傷，雖然初期有疼痛與活動
上的限制，但想恢復的動機很強烈，在積極的治療與
復健下，調養一段時間就好得差不多，也不太造成生
活上限制。這樣的狀況換成老人家，肩關節韌帶受傷，
因為恢復期延長，所以疼痛與限制活動的時間就會延
長。一般老年人對疼痛的反應是盡量減少活動，不動
就不痛，但不動導致關節沾黏，肩膀活動範圍會漸漸
受到限制。關節活動受限制，穿衣、梳頭、拿高處的
物品，生活處處受到影響，還好老人家總是能找到變
通，所以生活上還過得去。這樣的狀況看起來似乎還
好，大家也都可以應付，但大問題都是從這樣的狀況

開始……

　　隨著年齡增加，神經系統退化會導致走路不穩，跌倒時常需順手扶一下身邊的東西。但肩關節受傷，關節活動受限，跌倒時無法即時用手去撐，就摔倒了。摔倒若不嚴重，可能只是皮外傷，嚴重則可能骨折或腦出血。

　　肩關節扭傷 → 疼痛導致活動度受限 → 走路不穩無法保持平衡 → 跌倒 → 瘀青與疼痛 → 反覆跌倒 →骨折或腦出血。當肩關節受傷時，一般人很難聯想跟未來的跌倒、骨折、腦出血有關。我們年輕時，肩膀受傷，只要幾個月就恢復，走路不穩，只要手或撐或扶一下也就沒事，很難想像年紀一大，這樣的問題就變得如此嚴重與難以恢復。

隱藏小狀況背後的真相

　　老人家的問題，多是長年的損傷累積，身體勉強維持著平衡，只要出現小狀況影響了平衡，其他部分就接連出問題，一個牽一個，很容易就變成難以處理的大問題。

　　有一位長年糖尿病的老奶奶，因為晚上反覆跌倒，安排住院尋找病因，她提到：「都是安眠藥害的，我吃了安眠藥才一直跌倒，沒吃以前都不會。」檢查後，發現奶奶的平衡感很差，只要閉起眼睛，就無法感受到自己身體的位置，開始搖晃幾乎要跌倒。神經檢查也發現有多發性神經病變，是長年糖尿病所致。家裡夜間只開小燈，晚上不容易看清楚周遭的狀況；最近又因為夜裡失眠，所以醫師開立安眠藥物給奶奶使用。

　　雖然老奶奶說是安眠藥的關係，其實錯不完全在藥物身上，奶奶的神經功能、平衡感、視力都不好，加上家裡晚上燈光昏暗，這些因素讓奶奶成為跌倒的高危險群。其實之前奶奶也有過數次跌倒的經驗，只是沒有像這一次這麼嚴重，撞到頭瘀青。奶奶因為身體機能衰退，跌倒的風險逐年增加，最近因為服用安眠藥物，精神無法集中，這個問題才真正浮現出來。所以單單停用安眠藥物，只能夠治標，根本的做法是控制血糖，減緩神經病變、訓練平衡能力、保護視力、增加夜間照明並減少地上雜物，這些才能夠真正預防下次的跌倒。

預防跌倒後的嚴重併發症

跌倒最讓人擔心的，就是產生嚴重的併發症，最常見的併發症是疼痛，最嚴重的就是腦出血與骨折。就跟上述的這位奶奶一樣，跌倒撞到頭部瘀青，雖然初步症狀不明顯，或是初步檢查沒有腦出血，一般來說還是需要密切觀察一個月，追蹤三個月，避免出現延遲性腦出血。老年人跌倒造成骨折，大多數可以第一時間就發現，所以針對跌倒後無法短時間緩解疼痛的狀況，都需要進一步的檢查；如果產生骨折，進一步要考慮骨質疏鬆的可能性，進行骨質密度檢查，及早發現及早處理。

有時候我們把重點關注在現在的症狀，好像找到問題的原因，處理過後就沒問題。其實對老人家來說，這只是冰山一角，如何從小小的警告找出潛藏的問題，逐步調整，才能避免未來更嚴重的問題。老人家如果出現一些初步徵兆，例如：頭暈、跌倒、食慾不振、記憶力不好、心情低落，雖然不是什麼大問題，但老年醫學完整的專業評估，可以及早發現問題源頭，研

擬策略進行改善，讓小問題轉變成提醒，而非災難的
開端。

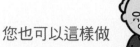

您也可以這樣做

　　如果想要知道自己十年的骨折機率，現在網路上有方便的工具可以協助計算，可以搜尋：「FRAX 世界衛生組織骨折風險評估工具」，就可以找到。找到網站後，先選擇國家，以台灣為例：從頁面的「計算工具」→「亞洲」→「台灣」，然後填入骨質密度檢測分數，回答相關問題，就可以計算十年骨折機率；網站上並有說明骨折常見危險因子，可以提供作為骨折風險評估的參考。

是否就聽天由命了呢

　　看門診時，有時會聽到老先生或老太太說：「老了不中用，等時間到了，該走就走了。」這樣的說法，透露出老年人對於身體衰弱與退化的無奈跟妥協。

　　依照現行世界衛生組織針對失能的定義，身體損傷會造成功能的受限，但在適當的環境支持和輔助器材的使用下，可以避免病人變成失能與依賴。老人很多疾病無法完全治癒，藉由體能與智力訓練、家人的協助、輔助器材的使用與環境的改造，可以讓每個老人家過得更好，生活自主與方便，生活品質提升。希望他們即使到了生命的後半段，身體有很多不舒服，心裡仍感到滿足。

最難突破的是心理障礙

一位 93 歲的奶奶，因為呼吸喘，經急診住院，過去沒有特殊疾病，主訴是：「最近半年體力明顯衰退，活動狀況持續下降，住院前一個禮拜，多數時間都是坐在輪椅或是躺在床上休息。」

住院檢查發現老奶奶心衰竭導致肺部積水，還有輕微的貧血與腎功能不良。這些問題除了影響活動能力，也影響進食狀況與睡眠。老奶奶長時間躺在床上，全身痠痛難耐，需要有人協助按摩與翻身，也因活動量與進食減少，出現便秘。雖然藥物改善呼吸喘的狀況，但體力恢復得很少，住院一周精神、食慾仍不佳，難以下床活動。為解決老奶奶進食量減少的問題，幫老奶奶裝了鼻胃管協助灌食與服藥。

過了兩周，這樣的狀況還是維持不變，看到家人在旁照顧，總是小心翼翼的深怕老奶奶覺得不舒服。只要勸老奶奶起床走動一下，她就喊這痠那痛，變成只要不是檢查或上廁所等必要的起身，大家就只能任由她臥床休養。在這樣的照護之下，老奶奶除了喘的

症狀有改善，其他部分都沒有顯著進步，活動能力變更差了。

　　老奶奶家人，都覺得也許這樣「順著她老人家的心意」照顧就好，老奶奶年紀很大了，勉強她起身動一動，似乎也於心不忍，更何況奶奶年輕時就強勢有主見，現在老了大家更不敢忤逆她的想法，總是以順從為主。一周又過去了，老奶奶沒有起色，我不得不開誠佈公與老奶奶的家人討論「對照顧奶奶的期待」。

　　老奶奶家人雖然都住在台北，但各自成家各有居所，平常是外勞與奶奶同住，老爺爺四年前以九十多歲高齡在家中過世，沒有特殊的疾病，算是「壽終正寢」很安詳，奶奶在心理上也可以接受。平常家人會抽空去看奶奶，但大家都忙，相處時間像蜻蜓點水。

　　問到照顧想法，家人的共識是：「奶奶年紀已經大了，讓她舒服就好，不要有太多侵入性的治療。」

　　我進一步問：「大家希望奶奶進步變好嗎？」

　　「當然希望她狀況能夠有所改善，還有可能嗎？」

　　「奶奶平常喜歡什麼？最近跟奶奶都聊些什麼有趣的話題？」

　　大家沉默了。

　　「生病前，我媽喜歡聽聽哼哼老歌，看看電視劇，其他的興趣也不多。」

　　「最近大半年來，她每天都眉頭深鎖，很少說話，她一向威嚴，除了問候，我們不敢隨便去跟她聊什麼。」

　　奶奶家人你看我、我看你，不約而同的盯著我，似乎覺得我這醫師頂奇怪的，於是我分享臨床的觀察：

　　老人家的身心問題，在住院期間醫療團隊可以盡全力處理身體疾病，盡量穩定她的身體狀況，但最難突破的其實是心理障礙。

　　有時候大家會被過去的經驗所束縛，認為一個主導性很強的威權長輩，即便老了，怎麼可能會需要晚輩的照顧、安慰？如果主動去親近，不是自討沒趣嗎？

　　這樣的思考，常讓人忘記「外在的狀況，常會改變一個人心裡的想法。」也許過去身體好，體力佳，老

人曾是說風是風說雨是雨的強悍；這樣的人生病後，常常很孤單、倔強，又拉不下臉來要人關心。

老奶奶兒孫唯唯是諾的遵從她的話，深怕招惹她生氣，壓根沒想到，其實老奶奶內心很需要人家關心呵護，需要有人能夠同理她的身心病苦。

拒絕談話，是表達心理痛苦的極致

在醫院，老年人的拒絕談話，常是一個人表達心理痛苦的極致表現，也常代表對生命沒有熱切期待，這是讓生命枯萎的主要原因。只要能夠重啟談話的管道，不管是什麼，即使是開始抱怨、罵人，都好。老人家會表達自己的需求，有情緒上的反應，對於疾病的治療是有幫助的。一方面可以得知目前的疾病狀況，也可以從溝通中知道她的需求，醫護人員在照顧上，也比較能依需求調整。

重新凝聚共識後，一天傍晚我查房到奶奶的床邊，當時只有外傭陪在身邊，奶奶神色落寞的靠坐床上。我找話跟她閒聊，她還是不想理人，只願意點頭或搖

頭。我就開始問：「奶奶出院後想要做什麼？」

她看我一眼。

「奶奶回家有空，要多起身，動動手腳、做做運動。」

還是懶得理我。

「聽您女兒說，您以前挑東西的眼光很好耶！」

奶奶眼睛一亮：「我年輕時，每次出國買回來的東西，連開委託行的朋友，都搶著拿來當時尚流行的參考指標呢！」終於奶奶打開話匣子了：「我到八十多歲，還常在住家附近逛街，買買喜歡的東西，燒燒自己愛吃的菜色，和老伴一起逍遙自在。只是，老伴走了，生活整個兒沒勁了……」

「奶奶喜歡出國旅遊喔！」

「嗯，從年輕就喜歡，老伴在的時候，我們常到處玩。聽說現在日本老人多，無障礙的環境設計得很好，坐輪椅也可以去玩。」奶奶眼光中不自覺流露著期盼：「這兩天，天氣真不錯，從窗子看出去，天藍得好漂亮。」

原來奶奶也想四處走走，卻不把願望說出來，因

為不想示弱？或是覺得麻煩兒孫？

　　我趁機跟奶奶說：「真的要多起身動一下，才能夠漸漸地恢復體力，慢慢地，吃東西容易嗆咳的狀況也會變好，就可以拔除鼻胃管，一段時間後，您會感覺人變得比較有活力，這樣出院後，不管是去逛街或出國玩，才會有體力喔！」

　　奶奶低下頭自問：「我都這麼老了，還可能再出門走走逛逛嗎？」

　　「雖然您現在的狀況還不好，只要努力多活動活動，幾個月或半年之後，一定會有所改善，到時候也許您的很多想法，都會豁然開朗，跟著改變喔！」

　　奶奶聽完，對我笑一下，閉起眼來若有所思。結束談話後，心想趕緊找個機會，把奶奶還想「四處走走」的心願，告訴奶奶的兒孫們。

　　只要活得夠久，我們每一個人都會垂垂老去，現在即使還年輕，但「老」這件事很公平，需要將心比心去理解長輩的需求。身體的痛苦雖然難熬，但心裡的無助跟寂寞痛苦更大。

您也可以這樣做

老年人需要協助的十大徵兆

一、整天待在家裡不出門，不跟朋友來往，表情呆滯。

二、行走時會搖晃，有多次跌倒事件發生。

三、情緒低落，有憂鬱或輕生念頭。

四、食慾減退，體重減輕。

五、一直看醫師，但是卻沒有診斷出什麼疾病。

六、對原本有興趣的事情不想去做。

七、拒絕接受幫助。

八、大量購買健康食品與維他命。

九、頻繁打電話但是都沒有緊急的事情。

十、有人陪伴的時候表現異常開心與精神變好。

治療成功，結果失敗

　　一位 87 歲的老太太，三個月前不小心在公園裡摔了一跤，跌坐地上傷到了腰，造成腰椎骨折。骨折導致腰椎疼痛難耐，經使用藥物、復健治療後，疼痛未見顯著改善，腰亦無法挺直，所以走路時仍需要家人攙扶。

　　進一步檢查發現：腰椎骨折後，脊椎的結構改變，背部肌肉萎縮，所以老太太沒有力氣將腰桿挺直。照護醫師建議，轉至骨科接受椎體成形術，這是一種治療脊椎骨折的手術，可以部分恢復椎體的高度，有時候也可以達到止痛的效果。住院手術治療後，老太太的疼痛得到顯著改善，腰桿可以挺直，走路可以自己扶著東西慢慢走，雖然步伐還不穩定，但比手術前明顯改善許多。大家都很高興老太太可以恢復得這麼好，

五天後就出院了。

　　看到老太太可以自己上廁所跟行走，兒女便放心地各自上班，每天輪流回家探望老太太。出院後回診，老太太狀況恢復得不錯，雖然走路還是不方便，但可以拿拐杖慢慢走。醫師建議老太太要補充鈣片與維生素 D，有助於骨骼癒合，下次回診來檢查骨質密度，老太太可能有骨質疏鬆需要治療。

　　出院兩個多月後，老太太從馬桶上起身，因為頭暈站不穩跌倒了。這一跌問題大了，把左邊髖關節的骨頭摔斷了，這是老年人跌倒很常見骨折的位置。到醫院後，因為老太太身體虛弱，家人擔心開刀有併發症，決定採用保守治療，至少須躺床一個月，等待骨頭癒合。

老人髖骨骨折一年後，失去自主能力的比例

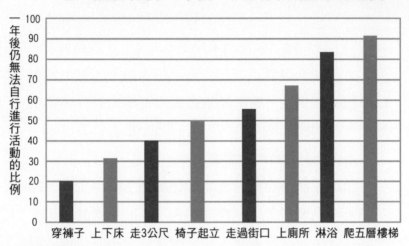

老人髖關節骨折後，能恢復到正常活動的
個案很少，九成的病患在骨折一年後，尚無法自行爬
樓梯；將近七成的人無法自己上廁所；有五成的人，
無法自己從椅子站起來，大多數的老年人骨折之後都
需要有人照顧。

老人躺著不動是大問題

老人家躺床一天，腳的力氣會減少約 2%-5%，可以預知，如果身體本來就較虛弱，躺了一個月，就幾乎下不了床了。老人躺在床上，又容易會有泌尿道感染、肺炎、褥瘡等疾病，讓身體更加虛弱。

活動減少了，導致腸胃蠕動變慢，容易便秘，食慾不振，進而出現營養不良的問題。這些問題會讓身體的平衡更難維持，治療更加棘手，因此老年人的恢復總是比較不好。讀者朋友也許要問：「不是治好了腰椎的問題，病人也恢復了，為什麼無法持續穩定的進步呢？」主要的關鍵，是在治療後的「持續照護」。

治療後的持續照護

病醫好了，出院了，不代表病人就「恢復健康」了，只能說疾病得到控制，但體力仍未完全恢復，還是需要一段時間的調養。

老年人出現急性問題住院接受治療後，仍需要一段功能回復的時間，平均約需四個星期，才能夠漸漸恢復原來生活。這段時間是老人出現意外傷害導致再入院機率最高的時候，需小心跌倒、營養不良、疼痛、感染的發生，是需要特別看護的階段。

老人無法經由各自獨立的多點個別服務，得到妥善的照護，需要一個平台聯繫點與點之間的資源，合併個案管理機制，才能讓老人狀況恢復與改善。希望未來我們能看到一個平台，整合現有老年人的各項照護資源，提供每位老年人最需要的照護資源，讓老人家可以免於「治療成功，結果失敗」的悲劇。

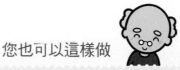

您也可以這樣做

避免「治療成功，結果失敗」的小秘訣

- 避免住院過程中出現譫妄。

- 盡量避免久臥，能活動就開始活動，緩慢增加強度。

- 臥床病患注意會陰部清潔與翻身拍痰。

- 注意營養與水分攝取。

- 特別注意疼痛處理。

- 多加陪伴並注意情緒狀態，注意是否有憂鬱症。

- 注意居家安全，避免跌倒。

- 遵照醫囑接受治療。

- 整理藥物清單，盡量避免會影響意識狀態的藥物。

- 剛出院的一個月內，固定偵測血壓、心跳與體溫，並記錄下來於回診時帶給醫師看。

急性醫療後的功能恢復照護

　　急性醫療照護幫忙處理許多的急重症病患，拯救了很多人的性命，許多老年人在這樣的過程中，驚險地度過危險關卡。但歡喜出院時，是否注意到長輩好像瘦了一大圈，體力大不如前了。

　　相信多數人都有過重感冒的經驗，一般感冒從有症狀到痊癒約 3-5 天，如果比較嚴重，病程可能會拉到一周或以上，這段時間雖然有休息，但在症狀減輕後還是有幾天感覺疲累、精神不好，約一個星期才能夠完全恢復。如果這段時間，周圍同事或家人朋友也感冒，就可能被再度傳染而生病。老年人因為外科手術或內科疾病住院治療，對身體的影響遠比感冒更大，恢復所需要的時間更長，很多人住院後常常瘦了一大圈，食慾不好，體力也衰退，卻找不到原因。

痊癒出院≠可以恢復原本自理的生活

　　一位 85 歲的老奶奶，平常自己打理生活，不需要他人幫忙，這次因為肺炎住院治療，一般人會想：「肺炎經過抗生素治療，便能痊癒出院，回家就能恢復原本獨居自理的生活。」這樣的想法很直接，可惜理想跟現實有點差距，真實的狀況是：

　　老奶奶住院接受抗生素治療，因為身體不適，多數時間都在床上休息，只有吃飯和上廁所，才下床稍微走動。進食的狀況尚可，食慾約為沒生病前的七成，一多吃就容易噁心，偶有嗆咳的狀況出現。住院三天沒有解便，所以服用軟便藥物。晚上不方便起床如廁，在夜間暫時使用尿布，以至於出院時有輕微紅臀。晚上因為咳嗽，睡不安穩，一晚醒來三次。

　　經抗生素治療後，咳嗽改善，不再發燒，病情穩定好轉出院。出院後，老奶奶總覺得體力不如前，爬一兩層樓梯就氣喘吁吁，精神不好，一坐著便想睡覺，稍微做點家事就覺得很累。出院兩星期後，老奶奶晚上偶爾會咳嗽，體力似乎無法恢復到生病前的狀態。

病痊癒後，仍留存器官損傷的後遺症

　　老人家的疾病痊癒後，仍留存器官損傷的後遺症，比方咳嗽有痰、夜眠不佳、雙腿無力容易跌倒、便秘、食慾不振……也因這些衍生出來的問題，所以老奶奶出院後，無法獨立生活，需要他人協助日常所需，通常老人家出院都需要一段調養期，才能夠恢復正常。

　　一般來說，老人家調養的恢復期約需三個月，長短視個人狀況與疾病的嚴重度而有不同，這段時間如果沒有適當調養，會使得整體狀況更加惡化。

　　過去研究指出，老年人因急性問題住院治療，痊癒出院後：

- 約有 20% 的老人，有情緒問題，例如：憂鬱、焦慮等。
- 約有 25% 的老人，會影響到認知功能、出現智能問題。

- 約有 30% 的老人，會有自我照顧困難。

- 將近 40% 的老人，有營養不良的問題。

- 幾乎每位老人出院後跌倒風險都隨之增加，每
三個月有 25% 的人會再住院，一年內有 35% 的
病患會死亡。

因為這樣，每位老年人在出院後都應該注意自己
的生活功能，針對住院後的功能衰退，與醫師討論訓
練計畫。除了短暫使用藥物治療之外，更需要接受復
健治療來恢復減退的體能以降低跌倒風險。

恢復身體功能的復健

藉由復健改善老年病人的平衡感、肌肉力量、肌
肉耐力，可以避免跌倒以及與跌倒相關的各種併發症，
比如：骨折、顱內出血、外傷……等。

如果病人年事已高、非常虛弱，可以先訓練從床
上坐起，坐到床邊，如果能夠坐超過 10 分鐘，再開始
練習在床邊站。一開始不限制時間，感到累就坐下休
息，每天練習的次數漸漸增加，直到可以一次站 5 分
鐘，每天能夠站 20 次，就可以開始訓練走路。

　　走路一開始先從平地開始，每次 5 分鐘，累了就
休息，不累就再增加時間，直到可以一次連續走上半
小時，一天至少兩次。平地走路沒問題後，接著訓練
爬梯和斜坡，如果家裡有固定式腳踏車，也可以加進
訓練裡，每次 10 分鐘，直到可以連續達 30 分鐘。

　　除了上述的肌肉力量與耐力訓練之外，仍需要平
衡訓練。平衡訓練因為會增加跌倒的風險，訓練時一
定要有人在旁注意，避免突然重心不穩而跌倒。最簡
單的平衡訓練，就是兩腳合併站立與單腳站立，較複
雜的平衡訓練，可以請復健醫師或治療師提供個人化
的建議。

　　初期開始復健時，有些老人家會因為疲累而不願
意繼續治療，這時候照顧者需多給予鼓勵，陪伴一同
活動，讓他們度過這一段辛苦的恢復期；當體能逐漸
恢復後，這種復健帶來的疲累感會減輕，身體的狀況
也會逐漸轉好。

　　老人家生病後，非常需要家人的鼓勵與陪伴，雖
然口頭上不說，但有人協助與陪伴還是會不自覺露出
愉悅的心情。如果家中有長輩剛出院，請記得要多去

看看他們，看他們日常生活是否出現新的困難，適時提供協助，一個小小的關心，也許可以預防一場災難。

這個時代，所謂的「健康」，不再單指沒有疾病，而是身體、心理、外在環境的一種協調狀態，即使有疾病在身上，只要心理調適得好，外在環境可以調整配合，疾病控制穩定，就可以稱作「健康」。

現在的老年人越來越獨立自主，很多事情不像上一代，大小事仰賴子女決定，這樣的現象到下一個世代將更明顯，所以對健康自主生活的需求更高。為了達到身體、心理、外在環境的協調狀態，老人家需要培養積極樂觀的態度，主動參與社區與家庭活動，從與他人的互動中，得到喜悅與滿足，缺少這部分，不管身體功能再好，外在環境多麼舒適，老人還是覺得自己不健康。

平常就要建立良好的生活習慣，保持身體的健康；主動參與社區與家庭活動，建立良好的社群網絡；多

幫助他人與做自己喜歡有熱情的事情，培養健康的心理。這樣在遇到疾病的挑戰時，身體、心理、社會環境的同時支援，有助於病後的恢復，回復健康自主的生活。

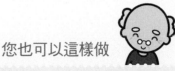

您也可以這樣做

急性疾病後，應該知道的照護

- 急性疾病治療出院，並不代表身體就恢復到原先的狀態。
- 年齡越大，原先身體功能越衰退，恢復時間就越長。
- 避免恢復期的再入院，是需要與醫療團隊合作，密切追蹤。
- 注重營養、早期活動、維持與家人或朋友的密切互動，是老年人恢復的不二法門。
- 運動需要循序漸進，切勿操之過急。
- 特殊飲食的製備，可以從營養師專業門診提供諮詢。
- 維持居家安全與預防跌倒，可以在長者住院階段進行檢核與處理。
- 注意老年人的情緒，老年憂鬱症是急性後期老年人常見的病症。
- 整理藥物清單，住院中諮詢醫師與藥師的建議。
- 持續觀察老年人的恢復狀況，如果在恢復期中突然有不明原因功能衰退的情況，建議就醫尋求可能原因。

早期篩檢早期預防

　　老年的慢性疾病不一定會有明顯症狀，不論是高血壓、高血脂、糖尿病，因為平常沒什麼症狀不易被發現，直到出現心肌梗塞、腦中風等嚴重疾病時，檢查後才發現。因此，疾病的定期篩檢很重要，尤其在慢性病發生率高的老年族群，及早發現，可以及時治療並調整生活習慣，避免因為不了解而錯失改善的先機。

定期進行疾病篩檢

　　目前衛生署針對 40 歲以上的民眾，提供每三年一次健康檢查，65 歲以上每年一次。成人健康檢查分為兩階段：

第一階段

● 個人危險因子評估

　這階段會詢問個人與家族病史、是否有抽菸、喝酒、吃檳榔等嗜好，同時了解個人的營養狀況、憂鬱與運動狀況。

● 血液檢查

　血液檢查包含血脂肪、空腹血糖、肝指數、肌酸酐、腎絲球過濾率。

● 尿液篩檢

　包含尿蛋白、尿糖、尿潛血，白血球數、酸鹼值，以及篩檢是否有感染、尿路出血，以及腎臟疾病。

第二階段

● 身體理學檢查

　測量身高、體重、腰圍、視力、血壓，並檢查口腔、甲狀腺與頸部淋巴結。

● 解說報告結果與健康諮詢

參考上一次抽血與這次身體檢查的結果進行說明，針對異常項目提供治療與照護建議。

現行的檢查項目，可以偵測老年人常見的高血壓、高血脂、高血糖等三高疾病，但老人常見的貧血並未包含在內，如果有相關症狀或過去有貧血病史，在健檢時，可以請醫師評估是否需要增加這項檢查。除了健康檢查之外，國民健康局有補助癌症篩檢，目前有口腔癌、大腸癌、乳癌、子宮頸癌四種，在接受年度健康檢查時，一樣也可以請醫師安排同時進行篩檢。

預防疫苗的施打

針對老年人，目前有兩種公費疫苗可以施打，疫苗對老年人的健康有很大的幫助。

流行性感冒（流感）疫苗

65 歲以上的老年人，因為抵抗力較差，感冒後容易出現併發症或死亡，因此建議每年施打一劑。

肺炎鏈球菌疫苗

　　肺炎鏈球菌是老年人肺部常見的致病菌，引發的肺炎對老年族群的危害較為顯著，因此國內針對 75 歲以上的長者，提供免費疫苗。

- 75 歲以上的老人，如果未曾施打過這支疫苗，可在政府公告的疫苗接種期施打一劑。
- 65 歲以上未滿 75 歲老人，若想施打肺炎鏈球菌疫苗，目前需要自費。

個別化的治療建議

　　篩檢問題，確認疾病之後，下一步就要考慮治療的策略。目前的治療包含藥物與非藥物兩大部分，藥物治療已在前面的章節有提過許多須注意的事項，非藥物治療最主要是生活習慣調整與體能訓練兩大部分。當治療目標是老年人，尤其是 75 歲以上的老人家時，需要針對個別差異和需求進行調整，可尋找較了解您狀況並且可以互相溝通與討論的醫師一同合作。

血壓目前成人建議治療標準，是 140/90 毫

米汞柱，但 65 歲以上的老人家，血壓的控制標準就放寬到收縮壓 150 毫米汞柱。這樣的標準，是考量現行研究結果與老人的實際需求，一方面能減低心血管與腦血管疾病的發生，又避免藥物導致的低血壓與眩暈等併發症。

　　從血壓這樣簡單的例子可以知道，疾病的治療不是單單依照準則，盡力達到數字就好，還需要依照疾病與個人狀況進行調整，才能達到最佳的治療效果。

　　老人家的健康生活習慣，應包含身體與心理的健康，身體的健康可以從慢性疾病的控制、規律運動、戒菸、少量飲酒、少鹽、少油、少糖等方法來達到。而心理的健康，就需要從增加社交、與人際互動開始，包括時下流行的網路社群，多學習新的事物，不只能夠提升心理健康，還能減緩智能退化。

您也可以這樣做

　　老年人可以定期預約老年健康檢查，全省各醫院都有相關的資訊可以提供民眾參考，建議每年定期至您常就診的醫院或診所檢查，並把檢查結果留存，如果方便就整理成清單或表格，將有助於追蹤自己的身體狀況，並提供醫師診療參考。

老年人的運動與飲食建議

　　吃東西跟活動，是我們每天都要做的事。一個是攝取能量，一個是消耗能量轉化成體能。所以想要有健康的身體，飲食跟運動同樣重要。通常健康的狀態，區分為身體跟心理兩大部分，近期的研究也發現生理心理息息相關，無法區分。

老年人的運動處方

　　老年人的體能訓練，需要包含四大部分：肌肉力量、心肺耐力、關節活動度、平衡功能。

肌肉力量

　　訓練肌肉力量，老年人的肌肉大多沒有規律訓練，普遍肌肉力量較不足，如果貿然增加運動量，常會導

致肌肉、韌帶或關節的損傷，讓原先不足的體能更加衰退。建議初步的運動可以先使用網球訓練握力、進行推牆運動訓練上臂肌肉、手臂高舉運動訓練肩部與上背部肌肉、腳後抬與側抬運動訓練下肢與臀部肌肉，最後練習腳趾站立運動，訓練小腿力氣。相關運動方式可以在本章後的老年簡易運動處方參考一節裡找到相關運動圖片與操作指引。

　　如果做這些運動，初期無法達到建議的運動量（重複 10-15 次），可以一次先做少量（例如 3-5 次），休息之後再進行，多次補足建議的運動量就好。肌肉力量是讓我們有突發大動作時所需要的力氣，老年人突發性的大動作有站立、蹲下、維持平衡，這些動作如果沒有足夠的肌肉力量，進行活動時就無法完成動作，嚴重時甚至因身體的支撐力量不足而無法站立，更不用說走路或活動了。

心肺耐力

　　當我們有足夠的肌肉力量可以活動時，持續的活動就需要有充足的心肺耐力；換言之，心肺耐力就是

一個人能夠維持活動的最大能耐。

　　老年人訓練心肺耐力最簡單的方式就是走路，但這並不是我們平常逛街買東西的那種散步方式，而是速度較快的快步走，稍微達到流汗並自覺有一點喘的程度就可以。另外比方騎單車、慢跑、游泳、舞蹈或傳統運動也都可以，依照個別興趣跟運動習慣選擇就好，每週建議至少3次，每次至少20分鐘。一般來說，可以用心跳速率來代表個別化的運動強度，達到個人最大心跳的60% - 85%，就是適宜與安全的運動強度：

- 運動心跳範圍計算方法及運動時心跳率測量方法：

　　預估最大心跳率＝ 220 －年齡

- 有效運動心跳率計算：

　　以75歲的健康老人為例，計算預估最大心跳率＝ 220 －年齡

　　心跳率 220-75=145（次）

- 以最大心跳率 70% 當作運動心跳率

　　運動心跳率 145 X 70% ＝ 102（次）

　　運動心跳率加減 5 次當作心跳範圍

● 運動心跳範圍：102±5 次 =97~107（次）

　　以運動後瞬間的心跳率來推估運動時心跳率。

　　選一種合適的運動項目，以自覺合適的強度，穩定運動 5 分鐘左右。

　　運動停止後，馬上量手腕內側脈搏 15 秒，再將脈搏數乘以 6，即可得到每分鐘的運動心跳率。最近市面上有多款運動手錶可以偵測即時心跳狀況，即時了解就可以即時調整。

關節活動度（柔軟度）

　　老年人關節長年使用耗損，加上運動量減少，活動範圍逐漸限縮，導致關節活動範圍縮小。這種情況下，日常生活很多動作都會受到限制，常見的如低頭穿鞋、抬腳、彎腰、轉身等動作。另外，因為關節活動限縮，某些肌肉無法得到適當的舒展與活動，久了肌肉就會僵硬與疼痛，病人常抱怨的頸部與腰部痠痛就是這樣來的。

　　老年人的關節活動度運動，建議可以每天進行，這主要是考量到老年人骨骼關節僵硬的問題很普遍，

每天適當的關節活動是老年人很重要的活動。從腳踝關節、背部運動、大腿活動與肩膀及上臂活動，可以參照本章後的老年簡易運動處方找到相關運動圖片與操作指引。

另外可以加入擴胸運動，雙手高舉，由前向上抬，採向外開放的方式，結合深呼吸，手放下時吐氣。這樣的動作可以改善胸廓僵硬導致呼吸喘的問題，並改善老年人常見的駝背狀況。

進行關節柔軟度訓練時，需要考量到自己的關節活動度限制，當活動時出現疼痛現象，應該稍作休息，避免導致進一步的肌肉或韌帶傷害。如果因為運動導致傷害，經過休息三天沒有改善，應該請教復健科醫師提供進一步協助。

平衡功能

平衡需要中樞神經、周邊神經、關節和肌肉協調合作才能做到。所以平衡功能的訓練，也可以訓練肌肉力氣與一點耐力，更重要的是可以訓練神經協調性。

訓練平衡功能，最重要的是需要有家人陪伴，如

　　果有家人同住的長輩，建議全家一起在客廳的時候訓
練，也許是大家飯後在看電視，或是其他共同活動的
時間，都是適合訓練的時段。因為做平衡訓練，是長
者最容易跌倒的時候，如果有家人的協助，可以避免
跌倒與其造成的傷害。平衡訓練運動可以參照本章後
的老年簡易運動處方，找到相關運動圖片與操作指引。

　　關節活動度與平衡訓練，可以說是老年生活受到
限制的兩個最重要因素，關節活動度下降，穿衣、穿
鞋、洗澡、拿東西都會受到限制；平衡功能障礙，走
路容易跌倒、需要拿拐杖、走路感到眩暈、走路時沒
有安全感，除了增加跌倒受傷的可能性，更重要的是
會讓長者對自己維持獨立生活失去信心。

　　平常沒有運動習慣的人，剛開始訓練時會覺得非
常疲累。例如平衡功能不佳的長者，只是練習單腳站
立，很快就滿頭大汗。但接受訓練後，肌肉、神經、
關節、心、肺在一次又一次的調整中，慢慢越來越順，
活動漸漸變得比較輕鬆，肌肉協調速度變快，也比較
能在動態中維持穩定。

　　肌肉力量與心肺耐力的訓練要成功，營養補充非

常重要。訓練肌肉力量，需要有足夠的蛋白質來協助肌肉生長，也需要足夠的熱量讓肌肉收縮，所以需要攝取足夠的醣類和蛋白質；其他營養素則與運動造成的損傷修補有關。

老年人容易缺乏的營養素

維生素 B12

維生素 B12 有助於造血與神經功能，老年人維生素 B12 缺乏，大多數人不是攝取量不足，而是腸胃吸收功能不良，所以老年人應該多加攝取維生素 B12 豐富的食物，體內才能有足夠的量。維生素 B12 只能由微生物合成儲存於動物體內，因此動物食品可以提供維生素 B12。人體內腸道微生物，可以提供部分維生素B12，使用抗生素治療感染時會破壞腸道益菌，讓 B12的來源減少。植物性食品不含維生素 B12，純素食者有可能維生素 B12 缺乏。

葉酸

這種維生素與造血和神經系統有關，因為老年人蔬菜水果進食較少，所以可能會葉酸缺乏。天然葉酸來源主要是植物性食品，有綠葉蔬菜、乾豆類、莢豆類、蘆筍、綠花菜、菇類、柑橘、香蕉、哈密瓜等。

微生物會合成葉酸，酵母是豐富來源。葉酸受熱、光照、儲存都會減少，因此罐裝蔬果通常不含葉酸，室溫儲藏也會大幅減少，水煮蔬菜則容易流失，冷藏可以保留較多葉酸，中式快速油炒蔬菜可促進葉酸釋放有利於吸收。

鈣

骨骼的主要成分是鈣，隨著年齡流失速度增加，但是飲食的攝取量卻減少，所以增加鈣質攝取對老年人是很重要的。目前中華民國骨質疏鬆症學會建議 50歲以上成人鈣質的補充量每天至少 1200 毫克。

動物肉類食品含鈣量低，只有乳製品和某些魚貝含鈣較豐富。植物性食品中以豆類、堅果類、蔬菜類含鈣量較為豐富。菠菜含有大量草酸會抑制鈣的吸收，但是花椰菜、十字花科蔬菜如高麗菜、油菜、芥藍菜

等，含草酸量低，鈣的吸收率甚至高於牛奶，是良好
的鈣源。

維生素 D

協助鈣質吸收，維持骨密度，增強肌肉力量。一
般來說皮膚照光可以轉換成維生素 D，但是隨著年齡
增加，轉換率會下降。另外，維他命 D 需要在夏天時
每天曬太陽 10 分鐘，才可以獲取足夠的量，但這指的
是「沒有擦防曬油，穿短褲短袖」的情況，如果有擦
防曬油或冬天穿很多衣服，在陽光下的時間就需要增
加到 40 分鐘或以上，這對老年人來說其實不容易，所
以飲食補充維生素 D 對老年人很重要。

食物中的維生素 D，依照來源分為動物性的 D3 與
植物性的 D2，也是強化食品和補充劑的成分。D3 的
活性最強，用在牛奶和早餐穀類的營養強化。大多數
食物的維生素 D 含量都不高，植物性食品含量偏低，
動物性食品以肉類、海水魚類、蛋和奶、肝臟等的含
量稍微高一些；魚肝油的含量最為豐富。西方國家在
穀類、鮮奶、奶油與植物奶油中添加適量的維生素

D3，當作營養補充品，許多鈣片也搭配添加維生素D，協助鈣質吸收，目前中華民國骨質疏鬆症學會建議50歲以上成人維他命D的攝取至少800單位（IU）。

足夠的維他命D有助於骨骼健康，但最近的研究指出維他命D與腿部的肌肉力量也有關係，缺乏維他命D會導致下肢肌肉無力；所以如果無法曬到充足陽光，就要適度補充口服維他命D。

鉀離子

蔬菜與水果是天然的鉀離子來源，可以有助於降低血壓與腎結石的機率。含鉀豐富的食物，主要是植物性食品。許多蔬菜與水果的鉀含量每份超過200毫克，每天選用5份以上蔬果，可以提供1000-1500毫克的鉀，達每日建議量的三分之一。

鎂離子

有助於心臟與骨頭健康，也影響到免疫系統；鎂離子的吸收隨著年齡減少，利尿劑也會影響到鎂離子的吸收。食物含的鎂離子，會在食物製作過程流失，

所以要多進食未經過處理的食物，可以吸收足夠的鎂離子。

鎂主要來源是植物性的食品，以堅果、葉菜、豆類、全穀等較為豐富。以 100 公克食物為單位來比較，各色堅果類含量最豐富，水果類與肉類含量很少。鎂的吸收率約 50%，飲食中若含有膳食纖維、磷、鈣過多，會干擾鎂的吸收。

纖維

可以幫助消化，使食物順利通過腸道。

Omega-3 脂肪酸

可以減緩關節炎、維護心血管健康、降低失智症風險等。Omega-3 分三種：ALA（植物油）、EPA 和 DHA（魚油和海藻）。

植物油的食物來源包括：巴西核桃、亞麻仁、亞麻油、蔬菜油和橄欖油。人體可以將植物油轉換為 DHA 和 EPA 等 Omega-3 脂肪酸，但要減少反式脂肪與 Omega-6（亞麻油酸）的攝取，否則不容易轉換，

而且每個人的轉換能力不同。富含 DHA 和 EPA 等 Omega-3 脂肪酸的含油魚類，包括鯷魚、藍魚、鯡魚、青花魚、鮭魚（野生的比養殖的含更多 Omega-3）、沙丁魚、鱒魚、灰鱒魚和鮪魚，海藻中也有豐富的 DHA；許多專家建議一週食用這些魚類 2-3 次。

水

老年人口渴感覺較遲緩，加上有些藥物具利尿功能，又增加脫水的風險，纖維會吸收水分，導致老年人脫水的風險增加。沒有特殊疾病的老年人每天建議喝 1000-1500CC 的水，以維持身體的運作所需。

食物除了提供熱量與蛋白質等營養之外，有些還有抗發炎、預防失智、促進心血管健康等多重功效。所以補充健康食品前，建議可以先試著從食物中獲取，功效勝過營養補充品，2013 年刊登在頂尖醫學期刊，《新英格蘭醫學期刊》(*New England Journal of Medicine*) 有關魚油的隨機對照研究，長期追蹤 12,513 人，調查他們有無心血管疾病住院或死亡，發現：服用魚油製品與食用橄欖油的對照組相比，魚油並無預期的保護

效果，不能減少心血管疾病的發生率和死亡率。

　　越來越多研究發現，食物裡原本不知道的營養成分，超出六大營養素的範圍，所以為了讓身體獲得均衡營養，把重點放在天然食物，比吞下一大把健康食品或營養補充品來得好。

　　目前對身體有益處的飲食建議，無論心血管疾病或失智症，都不約而同發現地中海飲食，有助於降低疾病發生率或延緩發病，其中飲食的重點其實是大量蔬果、非精緻五穀雜糧類、優質油脂（橄欖油）等，以植物性食物為主的良好飲食習慣不只對心臟好，也對大腦好，還能產生足夠的能量維持體能，和修補受損的細胞。但地中海飲食模式不僅僅只有飲食，還包含規律運動，與親友共餐等生活習慣建議。地中海飲食模式是包含了飲食、運動、社交活動的均衡生活，這也是為何此模式對多種疾病的改善或預防有所助益。

　　運動可以促進血液循環，讓血液把氧氣和養分帶

到末梢細胞，把廢物帶走；可以活化大腦，維持體能，同時運動又可以促進食慾。運動和健康飲食變成良性循環，妥善的運動計畫與均衡飲食，會讓人越來越健康。

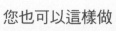

您也可以這樣做

美國國家衛生研究院老年研究所（National Institute on Aging）對老年人運動建議處方有以下幾點，需準備工具有：網球兩顆、具靠背跟扶手椅、啞鈴或寶特瓶兩個、毛巾一條。您可參考下列這些運動方式：

肌力訓練

手部的抓握運動

握住網球 3-5 秒，然後慢慢放鬆，重複 10-15 次。

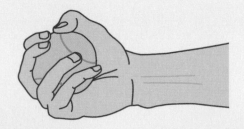

手部的抓握運動

1、 面對牆向前推。

2、 等一秒鐘後，回到原來的
位置，重複 10-15 次。

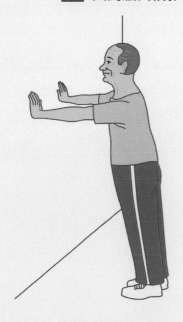

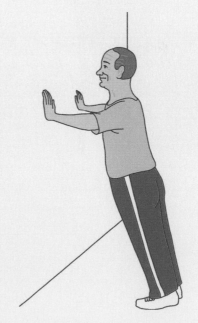

手臂高舉運動

1、 手掌朝前拿重物，手臂外展。

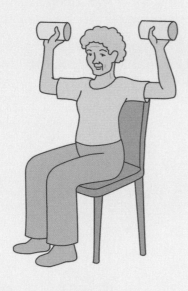

2、 平舉朝上維持一秒鐘，
慢慢放下來，
重複 10-15 次。

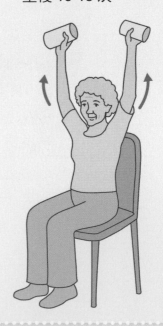

腳後抬運動

　　手扶椅子，腳盡量後抬，上半身盡量維持平直，最高點維持一秒鐘，慢慢放下，重複 10-15 次後換腳。

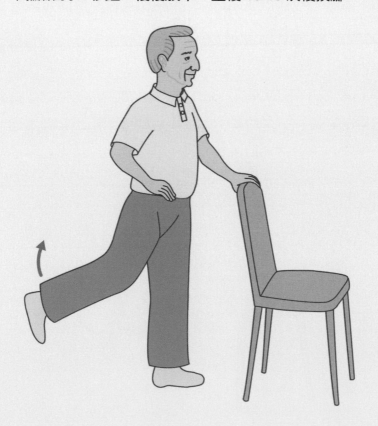

腳側抬運動

　　手扶椅子，腳盡量側抬，上半身維持平直，最高點維持一秒鐘，慢慢放下，重複 10-15 次後換腳。

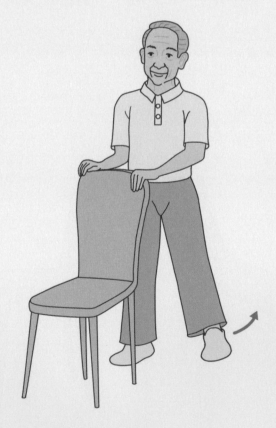

腳趾站立運動

　　手扶椅子，腳趾出力站立，上半身維持平直，最高點維持一秒鐘，慢慢放下，重複 10-15 次。

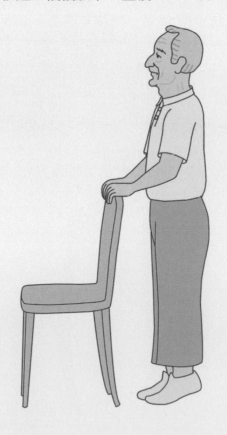

單腳站立（初期有家人在旁陪伴較好）

　　單手扶椅子，且單腳站立，維持 10 秒後，連續做 10-15 次後換腳。如果單手無法維持穩定，可以用兩手，如果無法穩定 10 秒，請提早終止，以避免跌倒為主要考量。

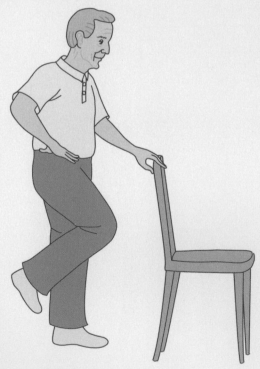

一直線走路（初期有家人在旁陪伴較好）

　　腳跟對腳尖走路，維持平衡走 20 步；如果無法維持平衡可以提早終止，以安全避免跌倒為主要考量。

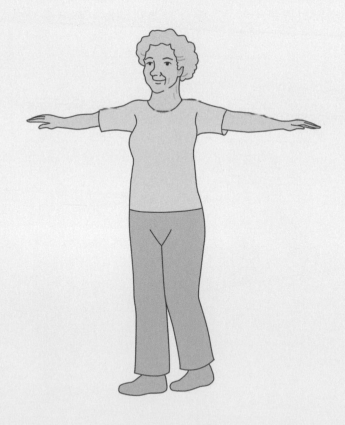

平衡健走（初期有家人在旁陪伴較好）

　　雙手張開走一直線，在後腳抬起的時候，維持單腳站立一秒鐘，再繼續向前走，走 20 步。如果無法維持平衡可以提早終止，以安全避免跌倒為主要考量。

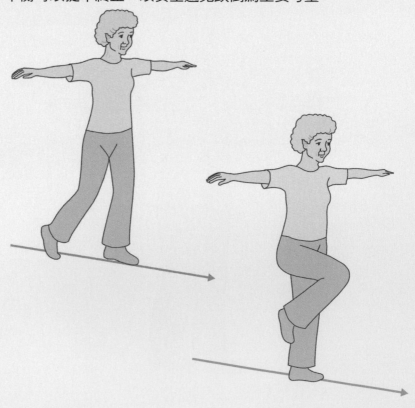

關節活動

踝關節

　　坐在椅子上腳伸直，腳踝上抬維持 10-30 秒，然後下壓維持 10-30 秒，重複 3-5 次。

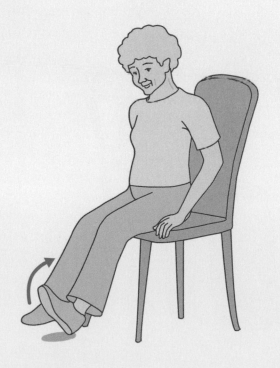

背部活動

　　坐在有扶手的椅子上，緩慢向左邊轉 90 度，維持 10-30 秒，然後轉回去，重複 3-5 次，之後換右邊。

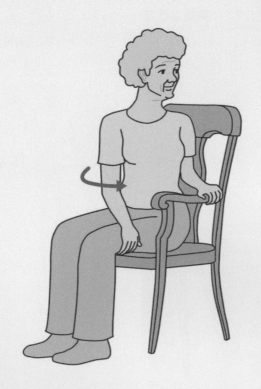

大腿活動

　　扶在椅子上，將左腳向後彎曲，膝蓋對準地上，用左手協助固定，等到有拉扯大腿感覺時，維持這個姿勢10-30 秒，重複 3-5 次，然後換右腳。

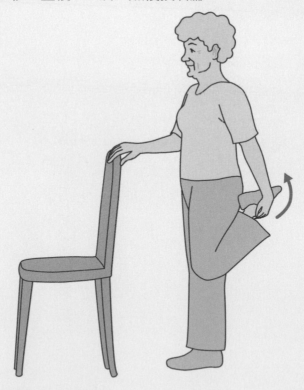

肩膀跟上臂活動

　　右手拿毛巾，伸到背後去，左手拉住毛巾下端把右
手拉下，感到有伸展感覺，重複 3-5 次，然後換左邊。

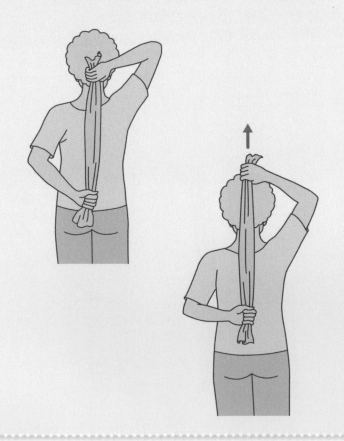

篩檢 65 歲以上老年人營養不良評估

一、最近 6 個月內，是否有體重減輕 4 公斤或以上

是：營養不良。

否：到第二題。

如果不知道自己的體重變化，請回答以下三

個問題：

- 衣服是否變得太大件？

- 皮帶是否要束得更緊？

- 手錶錶帶是否變鬆了？

有任何一題答案為「是」：為「營養不良」

均為「否」：到第二題

二、測量上臂中點圍

- 小於 25 公分：營養不良。

- 超過 25 公分，到第三題。

測量上臂中點圍方法

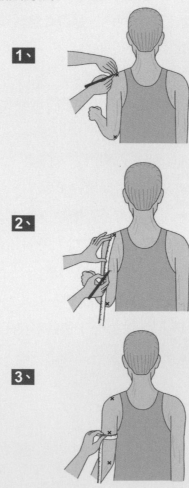

三、上一周是否有食慾不振？

　　否：正常營養狀況

　　是：到第四題

四、是否能出外走動超過五分鐘不用休息？

　　是：正常營養狀況

　　否：營養不良的高危險群

參考與修改自：荷蘭國家對抗營養不良專案 SNAQ-65+ tool，
http://www.fightmalnutrition.eu/

地中海式飲食

特點包括大量蔬菜與水果、橄欖油、非精緻的五穀雜糧以及適量的魚、禽肉與紅酒。（下圖）

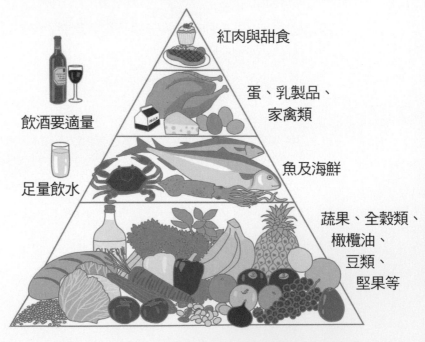

地中海飲食對於心血管與失智症都有顯著的幫助，值得大家參考與實行。針對素食朋友們的營養相關資訊，推薦參考「台灣素食營養學會」的網站。

人生重要的一件事
預立醫療自主計畫

　　黃先生是一位 73 歲的重度失智症病患，入住護理之家 4 年了，最近兩年每年都有 3-4 次因肺炎或泌尿道感染住院，經過治療後穩定不了多久，總是會再因疾病又回到醫院。黃先生未婚，照顧主要由妹妹幫忙安排跟規劃，最近妹妹聽了一場失智症講座，提到安寧照護與預立醫療自主計畫，覺得這就是哥哥需要的，只是因為不清楚細節，不知道哥哥的狀況是否符合安寧或是預立醫療自主計畫的條件。

　　詹先生 80 歲，因為心衰竭定期在七五高齡門診（以75 歲以上的老年人為治療對象的門診）追蹤，狀況還算穩定，雖然偶爾會腳腫和呼吸急促，但意識清楚。最近在醫院門診候診時，看到預立醫療自主計畫的推廣文宣，翻閱後想要參加，但不知道要到哪裡了解進

一步的資訊。

　　五年多前，我在台北榮總高齡醫學中心擔任主治醫師時，從英國老年醫學教授那聽到英國正在推動預立醫療自主計畫，簽署前，他們會評估病人的心智功能，提供病人做決定所需的相關資訊，不厭其煩反覆開會確認病人意願，最後才簽署。

　　這些年裡，隨著安寧緩和醫療的推動，越來越多討論病人自主權的聲音出現，社會逐漸累積共識，因此在 2015 年 12 月 18 日，立法院三讀通過的病人自主權利法，2016 年 1 月 6 日總統公告，公告三年後實施，病人醫療自主權從此有了法源依據。

　　預立醫療自主計畫、病人自主權利法、簽署不急救意願書、拒絕無效維生醫療，還有醫療委任代理人，這些名詞是什麼意思？這一切都要從預立醫療自主計畫（Advance Care Planning, ACP）開始談起，為了有助於讀者了解，採問答方式解釋：

預立醫療自主計畫的效力與內涵

預立醫療自主計畫是為老人、虛弱的人、末期、失能者設計的嗎

其實不是，預立醫療自主計畫，是為了病人擔心未來如果遇到嚴重傷病，無法自我表達意願，希望能提前清楚表達自己想法的人所設立的。根據美國研究，25% 的老年人在接近生命末期時，無法清楚表達需求與意願；所以只要年滿 20 歲，具完全行為能力就可以簽署。

預立醫療自主計畫的效力如何

病人自主權利法將於 2019 年 1 月 6 日實施，從此預立醫療自主計畫即是有法律效力的文件。但只有當病人失能或無法清楚表達自己意願時才會生效。預立醫療自主計畫可以讓醫療人員在病人自己無法表達的時候，知道他想要接受怎樣的治療，以及希望接受怎樣的末期照護。如果病人還有意識可以清楚表達，會

由醫療團隊依病人之前簽署的預立醫療自主計畫書，
在執行前與病人再次確認其項目與範圍，而且這個計
畫可以隨著當事人的狀況隨時修改。

預立醫療自主計畫的內涵

● 疾病末期無法治癒且瀕臨死亡時，那時當事人
  需要做的緊急治療決定。
● 選定醫療委任代理人。

何謂末期瀕臨死亡的緊急治療決定

● 維持生命治療
  指心肺復甦術、機械式維生系統譬如呼吸器或
  洗腎、血液製品、為特定疾病而設之專門治療、
  重度感染時所給予之抗生素等，任何有可能延
  長病人生命之必要醫療措施。
● 人工營養及流體餵養
  指透過導管或其他侵入性措施餵養食物與水分。
● 緩和醫療（舒適照護）
  為減輕或免除病人之生理、心理及靈性痛苦，

施予緩解性、支持性之醫療照護，以增進其生活品質。

開啟預立醫療自主計畫的時機與方法

什麼時候適合談論預立醫療自主計畫

沒有一個標準指出進行的頻率或是應該如何，但有一些情境是適合開始討論這個議題：

- 長者自己想談。
- 剛被診斷一個持續惡化且剩餘壽命有限的疾病。
- 剛被診斷一個會持續惡化，最後會失去判斷能力的疾病，例如：失智症。
- 最近身體狀況惡化。
- 長者最近生活出現變故，例如住到養護中心或是親友過世。
- 醫師常規的回診與家庭訪視時間，同時長者有意願想談。

如何與醫師開啟預立醫療自主計畫的話題

● 與醫師討論現有的健康問題未來會遇到什麼狀
況？
例如高血壓病患討論未來如果中風癱瘓，可能
會遇到什麼問題？如果沒有慢性疾病，可以從
家族病史開始討論，設想，如果得到跟家人類
似的疾病，想要怎樣處理。

● 思考個人價值觀，討論過程中最重要的是個人
價值觀。想要盡量延長生命長度？還是希望在
有限的生命中有存活的價值與品質？當疾病讓
人四肢癱瘓、永久昏迷或依賴呼吸器，你可以
接受嗎？答案可以，也可能不可以。簽署預立
醫療自主計畫，可以讓最後那一刻照著你的期
待進行。

醫療委任代理人的選擇與權限

為何需要醫療委任代理人

簽署完預立醫療自主計畫書，下一個階段應該是
要確認有一位可以信任的人，可以在自己無法自行清

楚表達意願時，協助執行之前預立的醫療自主計畫，這我們稱作醫療委任代理人。有些長者可能不願意把這些討論過後的醫療決定寫成文件留存，這時候選擇可信賴的醫療委任代理人就很重要，當長者無法清楚表達意願時，由他來協助代理重大醫療決定。

醫療委任代理人的選擇條件與權限為何

依照病人自主權利法，醫療委任代理人須滿足以下條件：

- 意願人自己指定。
- 應以二十歲以上具完全行為能力之人為限。
- 經指定代理人書面同意。
- 下列之人，除意願人之繼承人外，不得為醫療委任代理人：

1）意願人之受遺贈人。

2）意願人遺體或器官指定之受贈人。

3）其他因意願人死亡而獲得利益之人。

醫療委任代理人於意願人意識昏迷或無法清楚表達意願時，代理意願人表達醫療意願，其權限如下：

- 聽取病人之病情、治療方針、處置、用藥、預後情形及可能之不良反應。
- 簽具病人接受手術、中央主管機關規定之侵入性檢查或治療前之同意書。
- 依病人預立醫療決定內容代理病人表達醫療意願。

如何選擇醫療委任代理人

醫療委任代理人，應該是能夠了解你的人生觀與價值觀的人，能夠依照你的意願做出你想要的醫療決定的人。可能是你的家人、朋友、律師，或任何能協助執行你意願的人。醫療委任代理人可以不止一位，依照國內法規規定，即使有多位代理人，也只需要一位就可以代理意願人，不需要多位同時同意。

多位代理人是為了避免如果只有一位代理人，但是他又剛好無法到醫院執行代理人責任，就可以由另一位協助，但是需要每一位代理人都有當事人預立醫療自主計畫書，醫療委任代理人證明書。在進行公證前，一定要確定代理人能夠接受這個責任。

簽署預立醫療自主計畫的過程與執行條件

簽署預立醫療自主計畫書的程序為何

● 確認意願人無心智缺損並出於自願。

● 經醫療機構進行預立醫療照護諮商，並核章證明。

● 醫療諮商需有：意願人、二等親內親屬一人、醫療委任代理人、其他意願人同意的親屬。

● 計畫書經公證人公證，或有具完全行為能力者二人以上在場見證。

● 經註記於全民健康保險憑證（健保卡註記）。

何時預立醫療自主計畫生效

預立醫療自主計畫並不是只要生病就生效的，需要在特殊的處境下才有效力，只有以下的五種臨床條件之一才能夠執行計畫：

● 末期病人。

● 處於不可逆轉之昏迷狀況。

- 永久植物人狀態。
- 極重度失智。
- 其他經中央主管機關公告之病人疾病狀況或痛苦難以忍受、疾病無法治癒且依當時醫療水準無其他合適解決方法之情形。

如何確立上述五種臨床條件

須同時符合兩大步驟：
- 應由二位具相關專科醫師資格之醫師確診。
- 並經緩和醫療團隊至少二次照會確認。

預立醫療自主計畫是否有強制執行力

並不是！醫療機構或醫師依其專業或意願，無法執行病人預立醫療決定時，得不施行之，但醫療機構或醫師應告知病人或關係人這個決定。

計畫書簽署後是否可以更動

計畫書簽署後仍可以依照上述流程來進行更動，40 歲時簽署的計畫書，也許到 85 歲時想法不一樣，當

罹患重大疾病時想法也許跟健康時不同。討論計畫書
的簽署，這個過程有助於提前思考自己的意願，讓最
後的決定考量更周全。

　　回到黃先生妹妹的想法，現在黃先生已經是重度
失智症患者，溝通跟理解能力已經顯著下降，無法符
合法規要求的無心智缺損或了解其意願，不符合簽署
預立醫療自主計畫的首要條件，但其條件已經符合接
受失智安寧療護的條件，之後可以轉由社區安寧團隊
進行評估與收案，提供安寧照護服務。

　　但詹先生就不同了，他的心智狀況正常，且能清
楚表達意願，所以當病人自主權利法實施後，他可以
挑選醫療委任代理人與二等親內家屬，請合格諮商單
位協助安排諮商，並將結果公證或由兩位見證人見證
後，註記於健保卡內，就可以完成整個預立醫療自主
計畫的簽署手續。

　　預立醫療自主計畫需要清楚表達意願，也需足夠
的心智功能了解討論內涵，有意願的長者建議越早討
論越好，尤其針對確診失智症的病患更是如此。失智
症病患越晚期討論，越難確保其心智功能足以了解整

個討論內容，並依照自己的意願做出決定。預立醫療
自主計畫，不應該是一次諮商就結束的事情，需要與
醫療團隊、重要的家人朋友一再討論，更可以依照現
在的價值觀與面臨的情境，持續修改。

結語

最了解自己身體的醫師
就是病人自己

　　有非洲之父、叢林醫生美譽的史懷哲博士（Albert Schweitzer）曾說：「最了解自己身體的醫師，就是病人自己。（Every patient carries her or his own doctor inside.）」

　　50 歲之前，是人生的上半場，不管你如何過生活，大家的健康狀況都差不多，有些人也許有一點高血壓、高血脂、糖尿病，但多數沒什麼大病痛。過了50 歲，到人生的下半場，狀況就不一樣了，老化的速度越來越快，身體修復能力也明顯下降，感覺力不從心，體力衰退，記憶也不好了，雖然說不出什麼病痛，但總覺得身體在走下坡，無法再回到年輕時的狀態，這樣的感受在 70 歲以後的老年人，更加的明顯。

　　美國國家地理探險家兼作家丹‧布特尼（Dan Buettner），走訪日本沖繩島、美國加州的洛馬林達區、

義大利薩丁尼亞半島，以及哥斯大黎加的尼科亞半島，
了解這些地區的居民長壽的秘密。他訪問並觀察這些
不同種族不同文化的百歲人瑞，發現九個共通點：

- 多活動，努力維持生活自理能力。
- 只吃八分飽。
- 以植物為主食。
- 適量喝紅酒。
- 每日起床都有一個生活目標。
- 放慢生活步調。
- 家庭至上。
- 參加有歸屬感的團體。
- 和正向健康的良朋益友常常聯絡。

　　人的壽命只有 25% 是由基因決定，75% 取決於生
活習慣與每天做的決定。丹團隊的研究推估：如果沒
有意外，每個人應該都能活到 90 歲，而實際壽命與 90
歲之間的落差，將是由可改變的生活習慣決定，而非
先天基因。

　　上面這些生活原則可以讓我們的人生過得更好，
也是每個人可以努力的方向。希望大家長久保持健康，

不要受到疾病威脅，或是即使有疾病，也可以用這本
書裡教導大家的技巧，妥善運用醫療資源，延緩退化
速度。

　　每個人最好的醫師，就是我們自己；
　　最好的治療藥物，就是我們吃的食物。

國家圖書館出版品預行編目(CIP)資料

是老化還是疾病 / 劉建良作. -- 二版.
-- 臺北市：大塊文化, 2016.06
　面；　公分. -- (Care ; 26A)
ISBN 978-986-213-702-4(平裝)
1.老年醫學 2.老年護理
417.7　　　　　　　105006603

老年人運動處方

肌肉力量訓練			
手部抓握運動	推牆運動	手臂高舉運動	腳後抬

平衡訓練			
單腳站立	一直線走路	平衡健走	踝關節

需準備器材：網球兩顆、具靠背跟扶手椅、啞鈴或寶特瓶兩個、毛巾一

運動	腳側抬運動	腳趾站立運動	運動處方
			速度較快的快步走，騎單車、慢跑、游泳、舞蹈或傳統運動都可以，只要稍微達到流汗並自覺有一點喘的程度即可。每週建議至少3次，每次至少20分鐘。

關節活動度訓練

活動	背部活動	大腿活動	肩膀跟上臂活動

CARE

Good Care ,
Good Living

CARE

Good Care ,
Good Living